河南省护理学会组织编写

健康中国·跟我学护理·全媒体科普丛书

总主编　宋葆云　孙　花

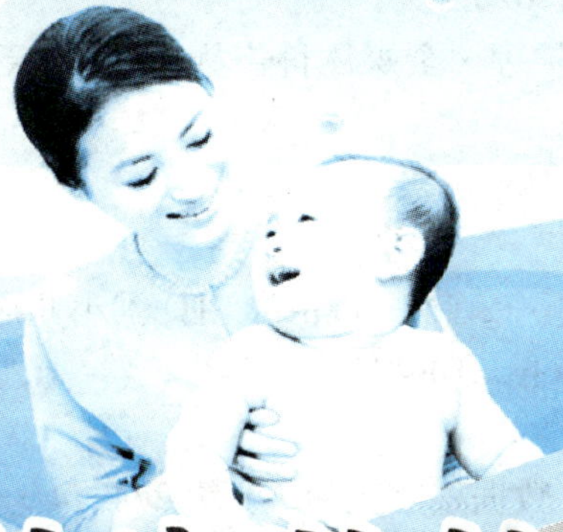

宝宝健康的护花使者

BAOBAO JIANKANG DE HUHUA SHIZHE

本册主编　刘延锦
李秀霞
郭　礼

郑州大学出版社
郑州

图书在版编目(CIP)数据

宝宝健康的护花使者/刘延锦,李秀霞,郭礼本册主编.
—郑州:郑州大学出版社,2020.6
(健康中国·跟我学护理·全媒体科普丛书/宋葆云,
孙花总主编)
ISBN 978-7-5645-6843-6

Ⅰ.①宝… Ⅱ.①刘…②李…③郭… Ⅲ.①小儿疾病-
常见病-护理-问题解答 Ⅳ.①R473.72-44

中国版本图书馆 CIP 数据核字(2019)第 274374 号

郑州大学出版社出版发行
郑州市大学路 40 号　　邮政编码:450052
出版人:孙保营　　发行电话:0371-66966070
全国新华书店经销
新乡市豫北印务有限公司印制
开本:710 mm×1 010 mm　1/16
印张:9.25
字数:144 千字
版次:2020 年 6 月第 1 版　　印次:2020 年 6 月第 1 次印刷

书号:ISBN 978-7-5645-6843-6　　定价:33.00 元

健康中国·跟我学护理·全媒体科普丛书

作者名单

丛书编写委员会

主　审　王　伟

总主编　宋葆云　孙　花

编　委　(以姓氏首字笔画为序)

于江琪　王　伟　王云霞　牛红艳
方慧玲　田　胜　冯英璞　兰　红
兰云霞　邢林波　成巧梅　刘　姝
刘延锦　孙　花　孙明明　孙淑玲
李秀霞　李拴荣　吴松梅　吴春华
宋葆云　张红梅　张林虹　张玲玲
周诗扬　姜会霞　黄换香

本册编写委员会

主　编　刘延锦　李秀霞　郭　礼

副主编　苟　丽　向明丽　李　娜　胡青霞
鲁美苏

编　委　(以姓氏首字笔画为序)

王龙君　王红歌　田亚明　尼晓丽
向明丽　刘延锦　孙巧枝　李　娜
李秀霞　杨艳红　张广超　苟　丽
明静祎　赵晨静　胡青霞　郭　礼
鲁美苏　裴　亚

视频制作编辑　(以姓氏首字笔画为序)

习红丽　王　玲　王龙君
田亚明　李　娜　明静祎
胡青霞　郭　礼　裴　亚

组织单位

河南省护理学会
河南省护理学会健康教育专业委员会

创作、协作单位

郑州大学第三附属医院
河南科技大学第一附属医院

出版说明

健康是人的基本权利，是家庭幸福的基础，是社会和谐的象征，是国家文明的标志。党和国家把人民群众的健康放在优先发展的战略地位，提出“健康中国”战略目标，强调为人民群众提供公平可及的全方位、全周期的健康服务。这就要求护理人员顺应时代和人民群众的健康需求，以健康科普为切入点，加速促进护理服务从“以治疗为中心”转向“以健康为中心”，精准对接人民群众全生命周期的健康科普、疾病预防、慢性病管理、老年养护等服务领域，为人民群众提供喜闻乐见的优秀护理科普作品，不断提高人民群众的健康素养及防病能力。这是时代赋予护理工作者神圣的使命和义不容辞的职责。

河南省护理学会健康教育专业委员会组织百余名护理专家，深耕细作，历时两年，编写这套“健康中国·跟我学护理·全媒体科普丛书”，其作者大多是临床经验丰富的护理部主任、三级医院的护士长、科普经验丰富的优秀护师、护理学科的带头人。她们把多年的护理经验和对护理知识的深刻理解，转化为普通百姓最为关心、最需要了解的健康知识和护理知识点，采用“一问一答”的形式，全面解答了各个专科的常见病、多发病、慢性病的预防知识、安全用药、紧急救护、康复锻炼、自我管理过程中的护理问题。同时，对各个学科最新的检查和治疗方法做了介绍，以帮助和指导患者及其家属正确理解、选择、接纳医生的治疗建议。本丛书图文并茂，通俗易懂，紧跟时代需求，融入微视频，扫码可以观看讲解，通过手机可以分享，丰富了科普书创作形式，提升了科普作品的传播功能。丛书共有 16 个分册，3 000 多个问题，800 多个微视频，凝聚了众多护理专家的心血和智慧。

衷心希望，我们在繁忙的工作之余总结汇编的这些宝贵的护理经验能给广大读者更多的健康帮助和支持。让我们一起为自己、家人和人民群众的健康而努力。同时，也希望这套丛书能成为新入职护理人员、医护实习人员、基层医护人员和非专科护理人员开展健康科普的参考用书。让我们牢记医者使命，担当医者责任，弘扬健康理念，传播健康知识，提升全民健康素养，为健康中国而努力。

在此，特别感谢中华护理学会理事长吴欣娟教授为丛书作序。向参加丛书编写的所有护理专家团队及工作人员表示衷心的感谢，向河南省护理学会各位领导及健康教育专业委员会各位同仁给予的支持致以诚挚的谢意。衷心地感谢协作单位及制作视频的护理同仁为此工程付出的辛苦努力！

河南省护理学会健康教育专业委员会

2019 年 5 月

序

现代护理学赋予护士的根本任务是“促进健康，预防疾病，恢复健康，减轻痛苦”。通过护理干预手段将健康理念和健康知识普及更广泛的人群，促使人们自觉地采取有利于健康的行为，改善、维持和促进人类健康，是一代又一代护理人探索和努力的方向。

河南省护理学会组织百余名护理专家，深耕细作，历时两年，编写这套“健康中国·跟我学护理·全媒体科普丛书”。本套丛书共有16个分册，3 000多个问题，800多个微视频，全景式地解答了公众最为关心、最需要了解的健康问题和护理问题。丛书图文并茂，通俗易懂，采用“一问一答”的方式为广大读者答疑解惑，悉心可触，匠心可叹。丛书融入了生动的微视频，可以扫码收看讲解，可谓是一部可移动的“超级护理宝典”，是全媒体时代创新传播的成功典范。

健康科普读物带给人们的不仅仅是健康的知识，更能让人们在阅读中潜移默化地建立起科学的健康行为方式，这是我们赋予健康科普书籍的最终意义。愿这套护理科普丛书的出版，能够为全国400多万护理同仁开启健康科普和科普创作的新征程，不忘初心，不负使命，聚集力量，加速护理服务精准对接人民群众全生命周期的健康科普、疾病预防、慢病管理、老年养护等服务领域需求，让健康科普成为常态化的护理行动，使其在护理工作中落地生根，让护士真正成为健康科普及健康促进的倡导者和践行者，为中国梦和人类的健康做出新的贡献！

在此，我谨代表中华护理学会向参加丛书编写的护理专家团队及工作人员表示衷心的感谢！向河南省医学会秘书长王伟对丛书编审工作给予的大力支持和专业指导致以诚挚谢意！

中华护理学会理事长 吴欣娟

2019年5月

前　言

孩子是祖国的未来、家庭的希望，孩子的健康关乎千家万户的幸福。但临床护理工作中发现，因父母不了解孩子的照护知识而导致的喂养问题、意外伤害、延误最佳处理时机等案例时有发生。为了帮助孩子的父母掌握科学的喂养、护理和救治知识，使正常的孩子健康成长、患病的孩子得到及时有效的照护，我们组织具有丰富儿科工作经验的护理人员编写了这本《宝宝健康的护花使者》。

全书共分三个部分，分别是居家护理常识篇、常见疾病护理篇及紧急救护篇。内容采用“一问一答”的形式，分别从不同时期儿童父母日常照护的常见困惑、儿童常见疾病的护理常识等方面进行了详细介绍，内容通俗易懂。该分册共有316问，并附有30个微视频，既可以解答父母照护儿童中的诸多疑问，又可以直观地看到具体的操作方法。希望它能成为父母照护孩子过程中的向导、顾问和老师，从而为孩子的健康成长保驾护航。

由于编写水平有限，书中难免有不足之处，真诚地希望广大读者给予批评指正。

编者

2019年4月于郑州

目 录

一、居家护理常识篇

（一）新生儿护理

1. 何为宝宝的新生儿期？有哪些特点？

从宝宝呱呱坠地的那一刻起，初为人父、人母的爸爸妈妈们就要担负起照顾宝宝的责任，了解并掌握新生儿的特点及需求。新生儿期是指胎儿娩出至满 28 天的新生婴儿。其中胎龄<37 周出生的新生儿又称为早产儿。

新生儿期宝宝脱离母体，除了解剖生理上发生较大改变（如血液循环、呼吸等），还要开始适应母体外复杂多变的环境（如调节体温、经口进食等），再加上新生儿各系统、器官发育尚不成熟，使得感染、窒息、出血等疾病发生率较高，死亡率在儿童各年龄阶段也最高。因此，家长应该为宝宝提供更为优良的环境、密切的观察、精心的照护，帮助宝宝健康快乐地成长，为自己的小天使保驾护航。

2. 新生儿环境及着装要求有哪些？

为了给宝宝们提供舒服的环境，在宝宝还没出生时很多宝爸宝妈们就已经着手布置温馨的宝宝房间了。新生儿房间应阳光充足、空气流通，每日通风（避免吹对流风），冬季 2 次/日，夏季 4 次/日，有空调等设施的情况下，保持室温 22～24 ℃，湿度 55%～65%。

新生儿服装宜选择质地柔软、吸湿、透气性好的浅色纯棉制品；应宽松且易于穿脱，方便孩子活动；最好选择系带式，避免纽扣、拉链划伤宝宝。衣服应勤更换，可以选择肥皂或宝宝专用洗衣液清洗，避免使用去污力过强的洗涤剂，注意漂洗干净，以免洗涤剂残留损害宝宝皮肤。存放宝宝衣物时避免使用樟脑球。

虽然纸尿裤的使用已经非常普及且方便，但是部分不适合使用纸尿裤或有其他原因未使用纸尿裤的宝宝仍需要使用布尿布。为宝宝选择布尿布时，应选择柔软、吸水性好的白色纯棉尿布，便于观察宝宝的排便颜色和性状，也可避免对孩子皮肤的刺激。清洗干净后最好用开水烫过，在阳光下晒干后使用。

3. 新生儿常见的生理现象有哪些?

(1)生理性体重下降　一般于出生后 2 ~ 3 天出现，不超过体重的 10%。随着宝宝摄入奶量的增加，体重逐渐回升，于出生后 10 天左右恢复至出生时体重。

(2)生理性黄疸　常于出生后 2 ~ 3 天内出现，家长可在自然光下看到宝宝的皮肤及眼睛的巩膜(正常时眼睛的白色部分)呈浅黄色，4 ~ 5 天时黄疸颜色最深。足月儿 2 周内消退，早产儿 3 ~ 4 周消退。在生理性黄疸期间，宝宝没有其他不舒服。

(3)乳腺肿大　常于出生后 3 ~ 5 天出现，不论男女宝宝，双侧或单侧乳房一时性肿胀如蚕豆或杏核大小，有时还可看到流出少量乳汁样淡黄色液体。一般 2 ~ 3 周内自然消退，不必特殊处理。

(4)“马牙”　医学上叫作上皮珠，一般于出生后 4 ~ 6 周出现，在上腭中线与齿龈切缘出现黄白色的小点，为上皮组织细胞堆积或黏液腺分泌物，并不是真正的牙，宝宝一般没有不适感，不影响婴儿吃奶和乳牙的发育，可自行消失。如果“马牙”过大，影响婴儿吃奶，需到医院由医生进行处理。

(5)假月经　一些女宝宝在出生后 5 ~ 7 天阴道可有少量血性分泌物，约持续 1 周，与出生前母体雌激素进入新生儿体内有关。

(6)粟粒疹　出生后 3 周内，在新生儿鼻尖、鼻翼、面颊出现的细小、白色或黑色皮疹，主要与新生儿皮脂腺分泌尚未成熟有关。均不用处理，多可自行消退。

4. 怎样识别宝宝的正常和异常哭闹?

每一个初为人父、人母的爸爸妈妈都希望宝宝笑口常开,但宝宝们需要通过一定的方式表达自己的感情,哭闹就是最直接的一种,是没有语言表达能力的婴儿表达诉求的一种方式,分为生理性哭闹(正常哭闹)和病理性哭闹(异常哭闹)。

生理性哭闹的特点有哭声有力、时间短,间歇期宝宝面色如常,常见原因有饥饿、尿布潮湿、排便、过冷、过热、体位不适、惊吓、蚊虫叮咬、“闹觉”等。家长应及时检查宝宝的身体,并观察周围的环境,找出给宝宝造成不适的原因,并尽快逐一解决。通常生理性哭闹很容易解决,只要及时满足宝宝的需求,再稍微安抚一下,宝宝很快就会安静下来。

病理性哭闹的特点有哭声剧烈,呈持续性、反复性,常见原因有发热、肠绞痛、呼吸道疾病、尿布疹等。家长用玩具逗引或饮水、进食等方法不能止哭,难以安抚。当哭闹不安的状况无法改善或伴随有其他症状时,家长需要及时寻找专业医师做详细诊断,以便尽早找出原因。

5. 怎样进行母乳喂养?

正常足月新生儿提倡纯母乳喂养、按需哺乳、早开奶,在出生后半小时内就可以让新生儿吸吮,也利于妈妈乳汁分泌。

母乳喂养方法

哺乳时,妈妈应选择舒服和放松的体位,坐位或卧位均可,还需注意:

(1)先用湿毛巾清洁乳头、乳晕。

(2)一只手托起婴儿头颈部,坐位哺乳还要托住臀部,另一手呈“C”字形托起乳房。先用乳头触及婴儿嘴的周围,使婴儿建立觅食反射。当婴儿嘴张到足够大时,将大部分乳晕含入婴儿口内,婴儿整个身体靠近母亲,嘴及下颌部紧靠乳房进行哺乳。

(3)在婴儿上唇部可见部分乳晕,下唇少见。婴儿的吸吮动作缓慢而有力,可闻及吞咽声,宝宝吃饱后松开乳头,提示为有效的吸吮。

(4)哺乳时要关注宝宝的呼吸是否顺畅,避免因喂养姿势不当阻挡宝宝鼻腔。

(5)喂奶后要竖直抱宝宝,轻拍背部,排除胃内空气。

6. 母乳喂养的好处有哪些?

母乳是妈妈为自己的宝宝量身定制的食物,是给宝宝成长最好的礼物。母乳喂养的好处有很多。

(1)对宝宝的好处　母乳是婴儿最佳的食物,能满足6个月内婴儿的全部营养需求,含有免疫因子,有助于宝宝生长发育,提高免疫力。

(2)对妈妈的好处　促进子宫收缩,减少产后出血和贫血,帮助妈妈恢复体型,降低乳腺癌和卵巢癌的发病率,延长生育周期,避孕。

(3)对家庭的好处　喂哺方便,节省家庭开支,同时增加母子感情,促进家庭和睦。

(4)对社会的好处　有助于小儿智力、社交能力的发育,有助于提高全民族身体素质。

7. 什么情况下不能进行母乳喂养?

为了宝宝和妈妈的安全,母乳喂养也有禁忌的情况。妈妈感染人类免疫缺陷病毒(HIV)、患有严重疾病(如活动性肺结核、糖尿病、严重心脏病等)应停止哺乳。新生儿患有某些疾病(如遗传代谢病半乳糖血症)也不能进行母乳喂养。

携带乙肝病毒的妈妈并非哺乳禁忌,因为乙型肝炎的母婴传播主要发生在临产或分娩时,是通过胎盘或血液传播的,但宝宝应在出生后24小时内注射特异性高效乙肝免疫球蛋白,而后接受乙肝基因疫苗免疫(在出生时、1个月、6个月各接种1次)。

8. 如何帮助宝宝选择合适的奶嘴?

虽然母乳喂养是最佳的喂养方式,但是一小部分妈妈由于各种原因不得不采用人工喂养。人工喂养同母乳喂养一样需要正确的喂养技巧,尤其应该注意奶嘴的选择。奶嘴的软硬度和奶嘴孔的大小应适宜。选择合适流速的奶嘴,控制乳汁的流量,能够促进宝宝吸吮、吞咽、呼吸的协调。奶嘴孔小，流速慢，宝宝吸吮费力；奶嘴孔大，流速快，宝宝来不及吞咽，容易呛咳。

选择圆孔奶嘴时，4 个月以内的宝宝以奶瓶倒置时两滴奶之间稍有间隔为宜；4～6 个月的宝宝以奶液能连续滴出为宜；6 个月以上的宝宝可选用奶液能快速滴出形成一细流的奶嘴。

9. 怎样正确冲调奶粉？

冲配方奶法

在没有母乳的情况下，配方奶喂养是较好的选择。家长在冲调奶粉前，应洗净双手，查看奶粉罐（袋）中的奶粉是否在有效期内及配奶说明，明确冲调奶粉量、水量及水温的指示。先倒适量 38～40 ℃温开水到奶瓶中（有条件者可用水温计测量或准备恒温调奶器，无条件者可将水滴至手腕内侧测试，温热即可），然后用奶粉罐（袋）内的专用量勺取适量奶粉加入温水中，轻轻搅拌均匀，使奶粉完全溶解。袋装奶粉使用后，及时用夹子封闭奶粉袋开口。

10. 宝宝出现吐奶怎么办？如何预防？

新生儿的胃呈水平位，容量小，连接食管处的贲门较宽，关闭作用差，连接小肠处的幽门较紧，奶液容易倒流入口腔。当宝宝喝完奶后，嘴角有少许的奶溢出称为溢奶，如吐出奶液较多为吐奶。

吐奶常见的原因及预防措施：

（1）喂奶时宝宝吸入过多的空气　喝完奶后将宝宝直抱，头伏在妈妈肩上并偏向一侧，轻拍宝宝的背，直到打嗝吐出气体。

（2）奶瓶喂奶时奶嘴孔过大　更换奶嘴，宝宝喝完后帮宝宝打嗝，吐出胃中多余的空气。

（3）奶量过多或两餐间隔时间太短　少量多餐或间隔时间相对固定。

（4）喂完奶宝宝哭闹、咳嗽、活动剧烈　喂完奶后不要让宝宝过度嬉戏或运动。

（5）喂完奶让宝宝平躺　喂完奶宝宝躺下时，宜稍微抬高宝宝的头部 30°～45°，维持 30 分钟。如持续吐奶或吐奶呈喷射状时，应及时到医院就诊。

家长需要掌握避免宝宝吐奶的方法：给宝宝喂奶时，选择合适大小的奶嘴；把握正确的喂奶姿势，让宝宝的身体与水平线处于45°左右倾斜状态；喂奶时不要太急；喂奶结束后帮助宝宝拍背，让宝宝通过打嗝排出吃奶时吸进胃内的空气。

11. 母乳和非母乳喂养宝宝的大便有何不同？

健康的宝宝大便会因进食的乳类不同而存在颜色、密度、排便次数上的个体差异。

宝宝大便的识别

（1）母乳喂养的宝宝大便　呈金黄或黄色，多为均匀糊状，偶有细小乳凝块，或呈绿色，较稀薄，不臭，有酸味，次数偏多，每日5～6次不等，一般在添加辅食后次数减少，1周岁后减至1～2次/日。

（2）人工喂养的宝宝大便　呈淡黄或灰黄色，成形，中性或碱性，臭，1～2次/日。

（3）混合喂养的宝宝大便　呈黄色，较软，介于两者之间；添加辅食后宝宝大便增多，呈暗褐色，与成人相似。

12. 什么是袋鼠式护理？如何做袋鼠式护理？

袋鼠式护理

袋鼠式护理又叫皮肤接触护理，是指母亲或者其他家庭替代成员将宝宝拥抱在胸前，由皮肤与皮肤的接触，让宝宝感受到母亲的心跳以及呼吸声，类似子宫内的环境，让早产儿可以在父母亲的拥抱及关爱中成长。袋鼠式护理实施步骤如下。

（1）父/母亲半躺于沙发上（约60°），调整舒适坐姿，将上衣敞开。

（2）让宝宝以直立或60°角趴睡于父/母亲胸前肌肤，一只手托住宝宝的颈部和背部，将宝宝的下颌向上轻轻抬起，另一只手臂支托宝宝的臀部。可在宝宝的背上披盖小毛毯或戴上帽子加强保暖。

（3）宝宝的头要轻轻地转向一侧，这种姿势可保持气道通畅并利于母婴/父婴之间目光的交流，随时观察宝宝的状况。

实施袋鼠式护理过程中需要注意环境独立安静，防止外界因素的影响；将尿布包裹的区域尽可能减少，露出较多的皮肤与父/母亲接触；母乳喂养的母亲使用护垫或毛巾，以防乳汁大量流出而弄湿宝宝；若宝宝有任何不舒服的状况，都要马上终止；如果宝宝入睡、头部下滑，需重新调整姿势。

13. 如何给新生儿洗澡?

为了保持新生儿皮肤清洁、舒适，协助皮肤排泄和散热，家长宜每天或隔日为新生儿洗澡 1 次。一般新生儿出生后第二天就可开始洗澡。洗澡前家长应准备好新生儿换洗衣服、纸尿裤或尿布、浴盆及沐浴垫、大小毛巾、包被、棉签、酒精、护臀霜、沐浴露。

为新生儿洗澡时，室温应保持在 26 ~ 28 ℃，水温保持在 38 ~ 40 ℃。首先脱去新生儿的衣服，用大毛巾包住身体，左前臂托住新生儿背部，左手掌托住头颈部，拇指与中指分别将新生儿双耳郭内折防止水流入内耳，左臂及腋下夹住新生儿臀部及双腿，将头移至浴盆边，用小毛巾依次擦洗新生儿双眼、面部、耳后、鼻孔、头发。随后去掉大毛巾，将新生儿放在沐浴垫上，使用沐浴露，按顺序清洗颈下、胸腹、腋下、双上肢、双手、会阴部、双下肢及脚，边洗边冲净沐浴露。洗净后抱出，迅速用大毛巾包裹全身并将水分吸干，用棉签蘸酒精护理脐部，用护臀霜均匀涂抹臀部，穿好纸尿裤或尿布、衣服，裹好包被。

沐浴过程中注意新生儿的保暖和安全，一般于新生儿进食后 1 小时洗澡，防止沐浴过程中呛奶窒息；每次沐浴时间以 5 ~ 10 分钟为宜；脐带残端未脱落的新生儿沐浴时需防止脐部被水浸泡或污水污染。

14. 抚触对新生儿有什么益处? 该如何做?

抚触可以促进新生儿的生长发育（体格、智力），改善新生儿睡眠，增加机体免疫力，刺激消化功能，减少焦虑。

新生儿抚触

做抚触时应该轻声与宝宝交流，宝宝睁眼时应与其保持目光交流。抚触时双手涂适量按摩油，动作轻柔，尽量使用手的掌部和手指的指腹。重复宝宝喜欢的动作，停止做宝宝不喜欢的动作，按摩时间控制在 10 分钟。

15. 怎样进行新生儿脐部护理?

新生儿脐部护理

新生儿脐部是病原微生物入侵的门户,若脐部护理不当,容易引起感染和出血。脐带结痂脱落前应每日护理 1 ~2 次。

为宝宝进行脐部护理前,家长应洗净双手,将脐带轻轻提起,如脐轮周围有水分或分泌物,用干棉签蘸干水分或分泌物后,用75%酒精(或0.2%安尔碘、生理盐水)从脐窝根部由内向外环形消毒 2 ~3 次。操作过程中应注意新生儿保暖。

脐带一般 3 ~7 天脱落,未脱落前勿强行剥脱。若结扎线松脱或脐部有红肿、渗血、渗液及异味,应带孩子立即返回医院,消毒后重新结扎。

16. 怎样为新生儿进行会阴部护理?

小儿会阴护理

会阴部包括肛门及外阴,如不及时进行会阴护理,尿液及粪便会不断地刺激周围皮肤,导致周围皮肤发红,出现尿布疹、糜烂甚至感染,所以新生儿会阴护理尤为重要。但是宝宝的会阴部是家长最不知道该怎么护理的地方,不仅仅因为那里很娇嫩脆弱,更是因为许多重要的卫生和安全问题难以把握。

会阴护理前准备宝宝专用的卫生洗具、毛巾、盆等,不要与大人混用,另备纸尿裤或尿布、护臀霜、隔尿垫。将隔尿垫放置于宝宝臀下,去除脏的纸尿裤及尿布并擦去尿液及粪便等排泄物。

女宝宝使用温水毛巾/湿巾从会阴前部往后淋洗,注意外生殖器褶皱处也要清洗到位,洗后用毛巾轻轻拭干,保持外阴的清洁和干燥。清洗结束后,为宝宝均匀涂抹护臀霜以避免大小便刺激会阴部皮肤,穿上新的纸尿裤或尿布,穿好衣服,裹好包被。

男宝宝使用温水毛巾/湿巾清洗时同女宝宝,但是需要注意男宝宝可能存在包皮和龟头之间的轻度粘连或包皮口狭窄,清洗时应注意动作轻柔,不能强硬上翻包皮以免损伤。

17. 怎样预防与处理新生儿的“臀红”?

新生儿皮肤细腻娇嫩,若大小便浸湿的尿布未及时更换,尿中的尿素被粪便中的细菌分解,产生的氨会刺激皮肤引起炎症,臀部与尿布接触区域的皮肤出现潮红、皮疹,甚至出现溃烂及感染,这就是新生儿“臀红”,学名“尿布性皮炎”,也称“尿布疹”。新生儿臀红是新生儿期的常见病、多发病,也是新生儿最常见且棘手的护理问题,宝宝常因疼痛哭闹不安。

新生儿臀部护理

保持皮肤干爽清洁是预防和治疗“臀红”的关键,家长应选择清洁细软、吸水性强的纯棉尿布或纸尿裤;每次大小便后立刻更换尿布,用温水洗净屁股,轻轻擦干;注意尿布的清洁卫生。

若宝宝已经出现了“臀红”,家长应采取以下处理措施:轻度“臀红”仅表现为皮肤有些发红,只要注意清洁臀部,保持臀部干燥,均匀涂抹上护臀膏使皮肤形成一层隔离水分的脂质膜,3～4 天后皮肤发红的现象就会减轻或消失。当臀部皮肤有潮红、轻中度糜烂时,可用植物油(如芝麻油)或氧化锌软膏等抹在潮红、糜烂的部位。当家庭护理新生儿“臀红”3～5 天后病情无好转或臀部皮肤有糜烂、溃疡甚至脓疱等感染现象时,应立即带宝宝到医院就诊。

18. 新生儿期是否需要补充维生素 D? 如何补?

维生素 D 的主要功能是维持人体内钙、磷的代谢平衡以及促进骨骼形成。而骨骼生长速度与维生素 D 和钙的需要量成正比,出生后第 1 年是体重增长最快的时期,新生儿由于生长速度快,维生素 D 需要量增加,然而天然食物及母乳中所含维生素 D 少,所以需补充额外的维生素 D 以满足新生儿生长发育的需要。一般新生儿出生数日后开始补充维生素 D(400 IU/日),并持续至儿童青少年阶段,任何母乳喂养的婴儿,无论是否辅喂配方奶粉均需补充维生素 D。

维生素 D 以胶囊型和溶液型两种为主,其中胶囊型采用固定剂量包装,每粒含维生素 D 400 IU,其用量准确,且能防止维生素 D 遇空气氧化变质,推荐使用。溶液型维生素 D 服用时需注意外包装标明的剂量，用滴管时需格外小心，防止一次性滴入过多，导致维生素 D 摄入过量，引起维生素 D 中毒。

19. 新生儿期家长如何监测孩子的生长发育情况？

儿童年龄越小体格发育越快，出生后前 3 个月的生长发育最快，生后第 1 年是体格增长最快速的时期，为第一个生长高峰。测量体格生长发育指标能够有效反映新生儿的体格发育及营养健康状况。一般以体重(kg)、身长(cm)、头围(cm)等作为新生儿体格发育的指标。

根据世界卫生组织 2006 年推荐的母乳喂养儿体重、身高(卧位测量为身长)评价标准，刚出生的男婴平均身长为 50 cm，女婴平均身长为 49 cm；第 1 个月的男婴平均身长为 55 cm，女婴平均身长为 54 cm。刚出生的男婴平均体重为 3.3 kg，女婴平均体重为 3.2 kg；第 1 个月的男婴平均体重为 4.5 kg，女婴平均体重为 4.2 kg。

家长还可根据公式估算宝宝的体重，跟实际体重对比。应注意儿童体重增长为非匀速增长，存在个体差异，故评价宝宝的生长发育状况时，应连续定期监测其体重，发现体重增长过多或不足时需引起家长的注意，可到医院儿童保健科咨询。体重计算公式：

1～6 个月：体重(kg)= 出生体重+月龄×0.7

7～12 个月：体重(kg)= 6+月龄×0.25

2 岁至青春前期：体重(kg)= 年龄×2+7(或 8)

新生儿第 1 年身长平均增长约 25 cm，其中前 3 个月增长 11～13 cm，约等于后 9 个月的增长，1 岁时身长约为 75 cm。第 2 年增加约 10 cm，到 2 岁时身长约 85 cm。2 岁后身长(高)稳步增长，平均每年增加 5～7 cm，至青春期出现第 2 个身高增长加速期。

(刘延锦　李　娜)

(二)婴儿护理

1. 多大的宝宝称为婴儿？有哪些特点？

婴儿是从出生到满1周岁的儿童，包含新生儿。婴儿期是孩子一生中生长发育最快的时期。

婴儿期有如下特点：

(1)体格发育　出生后前3个月每月体重增长0.6～1 kg，出生3个月末体重约为出生时体重的2倍，1岁时体重约为出生时体重的3倍。出生时平均身长为50 cm，到1岁时约达到75 cm。

(2)消化功能　婴儿生长发育的加快使得机体对能量和营养的需求也更多，但该时期的婴儿消化吸收功能尚不完善，容易发生消化不良和营养物质缺乏。

(3)抗病能力　出生后从母体获得的抗体逐渐消耗，自身免疫功能尚不成熟，6个月后孩子容易发生肺炎、胃肠炎等呼吸系统及消化系统疾病，因此家长应及时带孩子进行预防接种。

2. 婴儿辅食该如何添加？

随着宝宝的成长，6个月以后婴儿单靠母乳或配方奶粉已经不足以提供机体需要的所有营养和能量。通过引入辅食，宝宝能够了解到各种不同的味道，这对宝宝初期的进一步发育很重要。辅食的添加应循序渐进，从少到多，从稀到稠，从细到粗，从一种到多种，逐渐过渡到固体食物。

常见辅食的制作

(1)6个月　这是辅食添加的初期。由于唾液淀粉酶的分泌和宝宝体内贮存铁的消耗，家长应首选添加含铁的米粉，然后逐渐引入蔬菜、水果泥、蛋黄泥等。此时期以培养孩子的进食兴趣为主，可训练孩子用勺进食。

(2)7～9个月　乳牙已萌出，可添加饼干、馒头片等食物，以促进牙齿生长及锻炼咀嚼能力，并逐渐引入动物性食物，如鱼、肉类和豆制品，仍需要制作成泥状。每日仍应保证600～800 mL的乳量。食具的选择上，开始练习用杯子喝奶、喝水。

(3)10～12 个月　食物的性状可由泥状过渡到碎末状,帮助咀嚼。还应注意婴儿神经、心理发育对食物转变的作用,如允许用手抓取食物、自己用勺进食,既可增加婴儿进食的兴趣,又有利于眼手动作协调和培养独立自主能力。

3. 婴儿的日常清洁需注意什么?

婴儿皮肤娇嫩敏感,稍不注意就容易受到细菌的侵袭。家长应每日早晚给宝宝洗脸,注意耳郭、耳后清洁,睡前为孩子洗脚及清洗臀部,勤换衣裤,尿布及时更换,保持会阴清洁。有条件者每日沐浴,不仅可以保持皮肤清洁,还可以促进孩子运动能力的发展,增进亲子交流。吃奶或进食后可喂少量温开水清洁口腔,睡前可用湿棉签或指套牙刷帮孩子清洁口腔,同时按摩牙床。

需要注意的是婴儿头部前囟处有污垢或痂皮者,不可强行剥落,以免引起皮肤损伤、出血、感染等,可涂植物油,待其软化后用温水洗净。

4. 如何保证婴儿充足的睡眠?

充足的睡眠是保障婴儿健康的重要内容。婴儿睡眠要有固定的场所和时间,不需过分安静,光线可稍暗或熄灯睡觉,睡前避免过度兴奋,保持身体清洁、舒适。睡眠姿势可采取侧卧位,两侧经常更换,以防头部变形或窒息。

家长应注意培养宝宝自己入睡的习惯,可通过播放固定的、舒缓的音乐帮助入睡,做到不拍、不摇、不抱,养成良好的睡眠习惯。3 个月以内的小婴儿由于胃容量小,可夜间哺乳 1～2 次,3 个月后可逐渐停止夜间哺乳。婴儿的睡眠时间存在个体差异,一般随年龄增长,睡眠时间逐渐减少。

5. 何时为孩子训练大小便较为合适? 如何训练?

很多老人认为:孩子越早把尿越好,可以从小养成定时排便的好习惯。其实不然,太早把尿不仅不能帮助孩子更早地建立自主排尿,反而容易导致宝宝脊椎、膀胱括约肌、髋关节及心理方面的损害。

研究表明,婴儿 3 个月后可以进行把尿,6 个月后可以进行小便训练,训练排便期间注意为孩子选择易于穿脱的裤子。先训练白天不使用尿布或纸尿裤，然后训练夜间按时叫醒排便。大便次数减至1~2次/日时可以开始训练定时排大便，会坐后可训练使用坐便器/马桶排便，每次3~5分钟，排便期间避免分散孩子注意力。注意不要催促孩子或期望孩子马上排便，如果孩子做到了应表扬；如果反抗，不要强求孩子。慢慢地，孩子就会养成如厕的习惯。

6. 婴儿运动发育有哪些特点？

在婴儿运动发育中有一句经典的育儿俗语：三翻、六坐、七滚、八爬、周会走。具体表现为：

(1)0~1个月　竖头3~5秒，双手紧握拳，沐浴后可给予抚触。

(2)2~3个月　直立位及俯卧位能抬头，有翻身意识，可协助翻身、做婴儿操。

(3)4~6个月　俯卧位能抬头90°，并可一手支撑身体，一手持物。可以自行翻身，家长可拿玩具等逗引，训练孩子连续翻身。6个月能靠坐，独坐一会儿。能伸手取物，手眼动作协调，可开始训练拇指与示指对捏。

(4)7~9个月　独坐能坐稳，会爬，能扶站，手扶孩子腋下能直立跳跃。拇指、示指能准确对捏物品，双手能传递玩具或对击玩具。

(5)10~12个月　可先训练扶站，而后独站，最后训练扶栏杆行走、独立行走。

7. 婴儿言语发育有哪些特点？

言语是人类特有的一种高级神经活动，词语的意义是靠声音表达出来的。言语是人类学习、社会交往、个性发展中一个重要的能力，婴儿从分辨到发出语声是一个渐进的过程。

(1)0~3个月　生理性哭叫，能注视说话的人，辨别妈妈的声音，能咿呀发音。家长应多和宝宝说话，用目光交流，鼓励孩子发声。

(2)4~6个月　能笑出声，发出单调音节“ɑ、o、e、n、m、p”，能听懂自己的名字，并扭头寻找。家长可以为孩子朗诵儿歌，播放有节奏的音乐。

(3)7～9 个月　能无意识发出“爸爸”“妈妈”等辅音，能听懂几个复杂词句，如“再见”。家长可以放慢语速教孩子学说话，最好结合动作来表达。

(4)10～12 个月　能模仿成人声音及动作，如挥手“再见”；理解能力越来越强，赞同会点头，反对会摇头；能叫出物品名称，如“灯”。家长可以跟着孩子一起说，鼓励孩子。

8. 婴儿感知觉发育有哪些特点?

很多人认为小婴儿只知道吃、睡、哭，其实不然，婴幼儿视觉、听觉、触觉等在胎儿时期已经形成并有所发展了。

(1)视觉　新生儿已能够用眼追随移动的物体，15～20 cm 范围内较为清晰，集中注意时间只有几秒，随着年龄的增长视觉集中的时间和距离也逐渐增长。3～4 个月喜欢看自己的手，头眼协调较好，家长可用色彩鲜艳的小玩具悬吊在婴儿床上锻炼孩子的头眼协调能力。6～7 个月时已能注意远距离的物体，有稍长时间的注意力，出现眼手协调动作，追随跌落的物体，家长可以引导孩子观察周围事物，并以提问方式让孩子看、指、找。8～9 个月开始出现深度视感觉，能看到小物体。颜色区分方面，婴儿还能分辨黄、红、绿、蓝这些基本色。

(2)听觉　新生儿已有听觉，还能区分音高、音响和声音持续的时间，对成人说话的声音较为敏感。1 个月时能分辨“吧”“啪”的声音。3～4 个月头可转向声源，家长可以经常面对婴儿说话、唱歌，定时播放悦耳的音乐。6 个月能区分父母的声音，1 岁时能听懂自己的名字。

(3)嗅觉、味觉　新生儿味觉系统已开始发育，能对甜、酸、苦、咸等不同味道产生不同的面部表情，4～5 个月对食物的味道轻微改变已很敏感，因此可以考虑添加辅食。嗅觉方面，新生儿已能区别母亲和其他人的气味，3～4 个月能区别愉快和不愉快的气味，7～8 个月开始对芳香气味有反应。

(4)感觉和知觉　新生儿触觉很灵敏，尤其是眼、口、手、足等部位最为敏感。新生儿也有痛觉，只是较为迟钝，2 个月后逐渐改善。新生儿还对温度反应较为灵敏，冷刺激比热刺激更能引起明显反应。知觉方面，5～6 个月婴儿通过看、摸、闻、咬等已出现眼手协调动作。1 岁左右开始出现空间和时间知觉。

9. 孩子前后囟门什么时间闭合？有何提示？

囟门是指宝宝出生时，头顶骨头没有闭合的地方，俗称顶门。头顶前部和后半部中央各有一块，分别为前囟和后囟（图 1-1）。前囟在出生 6 个月后逐渐骨化而变小，1～1.5 岁时闭合，最迟不超过 2 岁。后囟出生时已很小或已闭合，最迟出生后 6～8 周闭合。

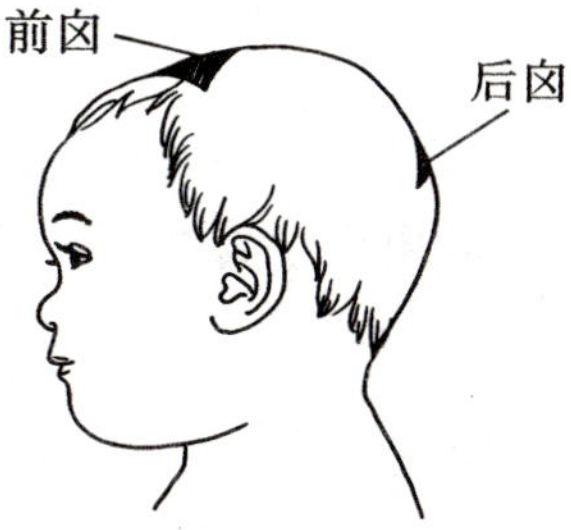

图 1-1 囟门

前囟检查在儿科非常重要，大小及张力的变化均提示某些疾病的可能。前囟早闭、头围小常提示脑发育不良、小头畸形，前囟迟闭、过大见于佝偻病、甲状腺功能减退症等；前囟张力增加常提示颅内压增高，前囟凹陷则见于极度消瘦或脱水。

10. 什么叫出牙延迟？

新生儿出生时在颌骨中已有骨化的乳牙牙孢，被牙龈覆盖，生后 4～10 个月乳牙开始萌出。乳牙萌出顺序一般下颌先于上颌、自前向后，2～2.5 岁出齐。一般宝宝乳牙出齐共计 20 颗，2 岁以内乳牙的数目为月龄减 4～6。虽然乳牙萌出的时间存在个体差异，但是 12 个月后未出牙为乳牙萌出延迟，要及时就医。

11. 婴儿为什么容易缺钙？该如何预防？

钙是人体内含量最丰富的矿物质元素，在婴儿期的任何小问题都可能跟缺钙扯上关系，如枕秃、多汗、睡不好、不长个等。出生 3 天以内发生的早期低血钙多见于早产儿、宫内缺氧、糖尿病或母亲为妊娠高血压综合征的婴儿，主要与孕晚期母亲血中甲状旁腺素水平较高有关；出生 3 天以后发生的晚期低血钙多见于牛乳喂养的婴儿，主要与牛奶中磷含量高，不利于钙的吸收有关。缺钙主要表现为烦躁不安、肌肉抽动及震颤、手腕内屈、踝部伸直等。

可以通过加强孕期保健、胎儿监护、多吃富含矿物质的食物来预防婴儿缺钙。孩子出生后还要及时哺乳，牛奶喂养儿加服钙剂和维生素 D，同时通过多晒太阳促进钙的吸收。

12. 婴幼儿锌缺乏有什么症状？如何预防？

早产、人工喂养、营养不良、长期腹泻、大面积烧伤等可造成婴幼儿锌缺乏，主要表现为食欲降低、生长发育迟缓、异食癖及皮炎，应适当补锌。坚持平衡膳食是预防缺锌的主要措施，含锌较高的婴儿食物有瘦肉、鱼、肝脏等动物性食物。另外避免养成挑食、偏食、吃零食的习惯。人工喂养儿还可选择强化锌的配方奶。

（三）幼儿护理

1. 何为宝宝的幼儿期？有哪些特点？

幼儿期是指 1～3 周岁儿童。

此期幼儿生长发育速度较前减慢，但活动范围渐广，接触周围事物的机会增多，对周围环境产生好奇，乐于模仿。对危险的识别能力和自我保护能力不足，免疫功能仍不健全，故意外伤害发生率、感染性和传染性疾病发病率仍较高，应加强防护。幼儿乳牙未出齐，从乳汁逐渐过渡到成人饮食，需注意预防营养缺乏和消化紊乱的发生。

2. 幼儿期宝宝饮食护理有何要求？

由于幼儿仍处于生长发育的旺盛期，对蛋白质、脂肪、糖类及其他营养素的需要量仍较高，所以家长们在幼儿饮食方面需要注意以下几点。

（1）要注意供给足够的能量和优质蛋白，也要注意钙、铁、锌、碘、维生素 A、维生素 D 和其他维生素的量充足。蛋白质每日应摄入 40 g，其中优质蛋白（动物蛋白质和豆类蛋白质）约占总蛋白的 1/2。

（2）每日 3 顿正餐，2～3 次加餐。早餐宜安排一定量的糖类和蛋白质食物，提供一日能量和营养素的 25%；午餐应品种丰富，提供一日能量和营养素的 30%～35%；晚餐应以富含营养又易消化吸收的食物为主，如肉类中可以选择鸡肉、猪肝、清蒸鱼等易消化的食物，占每日能量和营养素的25%~30%；加餐占15%~20%。幼儿晚饭后除奶制品外应逐渐养成不再进食的良好习惯，尤其是睡前忌食甜食。每日奶制品不应少于350 mL，每周至少进食1次动物肝、2次鱼（包含1次海产品）。

（3）幼儿期生长速度较婴儿期减缓，对于食物的需要量相对下降，还受外界环境的刺激和吸引，18个月左右可能会出现生理性厌食，幼儿明显表现出对食物缺乏兴趣和偏食的现象。

（4）在2~2.5岁以前幼儿乳牙未出齐，咀嚼功能和胃肠消化功能相对于成人较弱，食物要做到细、软、烂，要注意色、香、味、形，同种食物烹饪时要富于变化，以增进幼儿食欲。频繁进食、夜间进食、过多饮水、进餐前过度兴奋或疲劳都会影响幼儿的食欲，家长应了解幼儿进食的特点，掌握合理的喂养方法和技巧。

3. 幼儿的日常生活护理需要注意什么？

随着幼儿的自理能力不断增强，家长既要培养和促进幼儿的独立生活能力，又要保证安全和卫生。

（1）口腔护理　宝宝乳牙萌出后，父母可用婴儿软毛牙刷帮助清洁幼儿牙齿，让孩子适应用牙刷刷牙的感觉。2~3岁后，幼儿在父母的指导下自己刷牙，早晚各1次，并做到饭后漱口。为保护牙齿，应少吃易致龋齿的食物，如糖果、甜点等，去除不良习惯，如喝完牛奶或果汁就入睡。父母要经常关注宝宝口腔情况，定期带幼儿进行口腔检查。

（2）着装　应选择颜色亮丽、便于自理的款式（如鞋子不用系带式），这样既便于识别，穿脱也方便。不要选择带有绳带、铆钉、水钻、亮片、珠子等装饰的衣物，以免对宝宝造成意外伤害。一般来说，2岁以上的宝宝，衣着最好与大人一致；对于运动量较大的宝宝，可适当比成人少穿一件；冬季外出时，可以给宝宝戴上帽子，并注意脚部保暖，避免宝宝受凉，引起感冒。幼儿3岁左右应开始学习穿脱衣服、整理自己的用物。

（3）睡眠　幼儿的睡眠时间随年龄的增长而减少，一般每晚可睡10~12个小时，白天小睡1~2次。无论白天还是晚上，宝宝睡觉时都要脱衣盖被，特别是腹部要盖好，避免受凉感冒或引起腹痛。睡眠时，不要用成人枕头，床铺不要太软，以利于孩子发育。幼儿睡前常需有人陪伴；可带一个喜欢的玩具上床，以使他们有安全感。就寝前不要给幼儿阅读紧张的故事或做剧烈的游戏，可用低沉的声音重复讲故事帮助其入眠。

4. 幼儿的早期教育包括哪几个方面？

0～3 岁是人生发展的关键期。著名儿童教育家蒙台梭利认为 3 岁决定人的一生；中国也有俗话说，3 岁看大，7 岁至老。由此可见，早期教育对一个人的成长有着非常重要的意义。只有重视早期教育，才能取得事半功倍的效果。在幼儿的早期教育中，家长需注意以下几点。

(1)大小便训练　在训练过程中，家长要有耐心，多采用赞赏和鼓励的方式，训练失败时不要表示失望或责备幼儿。1～2 岁的幼儿，家长可为宝宝准备专属小便盆，形成大小便去固定位置的习惯意识。2～3 岁的幼儿多已能控制膀胱排尿，如 5 岁后仍不能随意控制排尿则应就诊。

(2)动作的发展训练　1～2 岁的幼儿要选择发展走、跳、投掷、攀登能力和发展肌肉活动能力的玩具，如球类、拖拉车、积木、滑梯等。2 岁后的幼儿开始模仿成人的活动，喜欢玩水、沙土、橡皮泥等，还喜欢奔跑、蹦跳等激烈的运动，并喜欢在纸上随意涂画，故 2～3 岁的幼儿要选择能发展动作、注意、想象、思维等能力的玩具，如积木、娃娃、能装拆的玩具、三轮车、攀登架等。成人可从旁引导或帮助幼儿玩耍，以发展其动作的协调性。

(3)语言的发展规律　幼儿有强烈的好奇心、求知欲和表现欲，父母应创造机会让孩子发音，经常与其交谈，鼓励其多说话，通过游戏、讲故事、唱歌等促进幼儿语言发展。1 岁宝宝能发出有意义的语汇，如爸爸、妈妈；会模仿简单的声音。1 岁半宝宝可以使用简单语汇与人互动、表达意思；会了解别人给予的简单指令，如抱抱、亲亲；会跟着大人学说单字，如狗、花、车。2 岁宝宝会用语汇或不完整句子，要求别人做什么，如喝水、给我；会认识电视上常见之物。

(4)卫生习惯的培养　父母可以通过讲故事、做游戏或者言传身教的方式培养宝宝的良好卫生习惯，培养幼儿定时洗澡、勤换衣裤、勤剪指甲、饭前便后洗手、不喝生水、不吃未洗净的瓜果、不食掉在地上的食物、不随地吐痰和大小便、不乱扔果皮纸屑等。养成良好的习惯不是一朝一夕的事,要时刻关注孩子的一举一动,发现不良行为要及时制止,良好的习惯要及时表扬、强化。

(5)品德教育培养　由于幼儿模仿力极强,父母要给宝宝树立良好的榜样。幼儿应学习与他人分享、互助友爱、尊敬长辈、使用礼貌用语等。当幼儿破坏了家长一再强调的某些规则时,如安全注意事项,可给予适当的惩罚。

5. 幼儿期宝宝应注意哪些方面的安全管理?

幼儿好奇心重,又不知道什么是危险,这就要求我们家长时刻保持警惕。3 岁以下儿童尽量不食瓜子、花生、果冻等食物,预防异物吸入引起窒息;因幼儿已可自由行走,好奇心强,不宜让幼儿独自外出或留在家中,以免发生事故;监护人应注意避免幼儿活动环境与设施中有致幼儿烫伤、跌伤、溺水、触电的危险因素。

6. 幼儿常见的心理行为问题有哪些? 如何引导?

幼儿常见的心理行为问题包括违抗、发脾气和破坏行为等,家长应针对原因采取有效措施。

幼儿控制情绪的能力与其语言、思维的发展和父母的教养有关。幼儿的生活需要依赖成人的帮助,父母及时应答他们的需要,有助于幼儿心理的正常发育。如其需求经常得不到满足,则幼儿可能控制不住自己的情绪而发脾气或有破坏性行为。父母对儿童的要求或行为应按照社会标准予以满足或约束;尽量预见性地处理问题,减少幼儿产生消极行为的机会;用引导的方法而不是强制的方法处理幼儿的行为问题,以减少对立情绪。

7. 什么是儿童孤独症? 有哪些特点?

儿童孤独症也称儿童自闭症,是起病于 3 岁之前的心理发育障碍性疾病,是以社会交往障碍、交流障碍、兴趣狭窄和刻板重复的行为为特征的一组疾病。儿童孤独症病因尚不明确，由于患病率高，被认为目前世界范围内影响儿童发育的严重公共健康问题之一。

由于孤独症儿童有比较严重的神经发育障碍，如果没有得到早期诊断干预，多数孩子长大后会发展为智力残疾。1 ~2 岁是孤独症症状明显、容易被家长识别的关键时期，如果识别出孩子有以下行为模式，应该尽快就医。

(1)在多种场合下，社交交流和社交互动方面存在持续性缺陷　①在处理社会关系上呈现出明显的行为异常。比如，回避与人的眼神交流，会用手去拉其他人，但却完全不看对方，也不听对方说话。②缺乏对他人的兴趣，表现得安静、退缩，无法理解并漠视一切他人发出的典型社交信号。比如，在对方叫自己名字、微笑、爱抚时，完全没有反应。③不喜欢和人分享。比如，对某一个玩具有着强烈的占有欲和专注度，每天随身带着，不肯拿出来给人看，却从来不玩这个玩具，但一旦有人把玩具拿走，患儿就会表现出激烈的反抗。④缺乏正常的表达能力。在应该正常说话的年龄难以正常说话，只会反复重复一些单个的、奇怪的词语，或者模仿别人说出的词语。很多孩子说话的声音会很奇怪，有可能会用尖利的、唱歌的方式说话，也可能会发出单调的、机器人一样的声音。身体语言的发展同样缓慢，他们无法指认出正确的物品，无法用身体表达自己的感受，因而可能会出现抓挠等极端行为。

(2)受限的、重复的行为模式、兴趣或活动　①重复性的要求。比如，总要吃完全一样的食物，看同一个视频，玩同一个玩具。②固定的行为模式。比如，走同样的交通路线，每天持续好几个小时摆放一个玩具，不停地把这个玩具摆好、推翻、再摆好；或者必须将玩具用固定的方式排列在一起。③打断这种重复时，哪怕只是一点细微的变化也会让他们很痛苦，甚至爆发出愤怒。由于坚持重复、厌恶改变，孤独症的孩子可能会拒绝理发、牙齿护理、更换食物等。

以上两点是孤独症最主要的两大类症状。此外，孤独症的孩子还可能出现一系列其他的表现，例如，感觉格外敏感，别人稍一触碰，或者听到一些特定的声音便很不舒服，尖叫扭动；或者自笑、情绪不稳定、冲动攻击、自伤等；认知发展也不平衡，机械记忆、计算能力相对较好。约 1/2 患儿伴有多动或注意障碍，1/4～1/3 患儿合并癫痫。

（李　娜）

（四）学龄前期儿童护理

1. 多大的宝宝称为学龄前期儿童？有哪些特点？

学龄前期儿童是指满 3 周岁到 6～7 岁入小学前的儿童。

学龄前期儿童与婴幼儿相比，生长发育减慢，但仍保持稳步增长。大脑及神经系统发育持续并逐渐成熟；个性有明显的发展，主动性强、好奇心强、模仿能力强，在行为方面表现为主动性和独立性，因此具有很好的可塑性，是培养良好生活习惯、良好道德品质的最佳时期。此外，学龄前期儿童的防病能力虽然有所增强，但免疫力仍不健全，易发生感染（如呼吸道感染、消化道感染及麻疹、水痘等）和过敏（如丘疹性荨麻疹）。且因接触面广，喜欢模仿而无经验，易发生各种意外伤害（如溺水、跌落、误服、烫伤、气管异物等），家长及看护人应该为宝宝提供安全的环境，并且掌握一些应对意外事故的急救基本技能。

2. 学龄前期儿童的饮食护理有哪些？

学龄前期儿童摄入的食物种类和膳食结构已开始接近成人，是饮食行为和生活方式形成的关键时期。这个阶段的生长发育状况也直接关系到青少年和成人期发生肥胖的风险。

家长宜根据季节和饮食习惯更换和搭配食谱。每天应安排早、中、晚 3 次正餐，在此基础上还应至少有 2 次加餐。两正餐之间应间隔 4～5 小时，加餐与正餐之间应间隔 1.5～2 小时。加餐宜安排在上、下午各一次，以奶类、水果为主，配以少量松软面点，分量宜少，以免影响正餐进食量。晚餐时间比较早时，可在睡前 2 小时安排一次加餐，不宜安排甜食，以预防龋齿。

3. 如何进行学龄前期儿童的日常生活护理？

（1）口腔护理　①鼓励儿童多吃纤维性食物，增强咀嚼功能；②监督和帮助儿童学习刷牙，并养成饭后漱口的习惯；③刷牙后睡前不再进食，尽量少吃零食；④帮助孩子尽早戒除口腔不良习惯（如吮指、咬下唇、吐舌、张口呼吸等）；⑤学龄前期儿童每 6 个月接受一次口腔健康检查，及时治疗乳牙龋病。

（2）着装　由于学龄前期儿童皮肤细嫩，发汗功能旺盛，应选择轻柔、通透性和吸水性好的无刺激性面料。衣服应简单、宽松且大小适宜。此期孩子已能生活自理，家长可以鼓励孩子自己穿脱衣服。

（3）睡眠　根据学龄前期儿童的生理特点，学龄前期儿童每日睡眠时间应在 11 小时以上，包括 1 ~ 2 小时的午睡。此期儿童想象力丰富，可导致怕黑、做噩梦等，家长宜在睡前陪同进行一些愉快活动或睡眠时稍作陪伴，以利于孩子安静入睡。

4. 学龄前期儿童的早期教育有哪些?

学龄前期儿童的早期教育包括体、智、德、美 4 个方面。

（1）体育　是早期教育中的首要任务。《学龄前儿童（3 ~ 6 岁）运动指南》（专家共识版）提出学龄前期儿童每天活动应达 3 小时以上。培养儿童良好的生活卫生习惯和独立生活能力，发展儿童的基本动作，如走、跑、跳、攀、登等。适当开展一定的体育活动，使儿童的骨骼、肌肉和各种脏器得到锻炼，提高适应能力和各种功能。

（2）智力　发展儿童的注意力、观察力、记忆力、思维力和想象力，以及口语表达能力。学龄前期的智力教育，是为今后的教育打基础的，家长要从培养儿童智力、学习习惯和学习兴趣几方面做准备。

（3）品德　人的品德的形成有 3 种影响因素，即对品德的认识、情感和行为。对于学龄前期儿童应培养一些待人接物的初步行为习惯，如礼貌、善良、诚实等。儿童的模仿性强，社会上许多事情都会不知不觉地影响他们，因此，要靠家长言传身教将教育内容渗透到儿童的全部生活中去，绝不是仅靠说教、讲大道理所能奏效的。

（4）美感　即儿童的审美教育。家长应让孩子有意识地体验生活中的美并教给他们初步的技能技巧，来表现出自己对美的感受，甚至进行某些创造。艺术形式能够引起儿童的注意和兴趣，如歌曲、乐曲、舞蹈、诗歌、美工、文学作品等正符合学龄前期儿童的心理特点，易使之受到艺术的感染和熏陶。我们周围的环境，以及人的行为、语言对培养儿童的美感都有着深刻的影响，所以，幼儿园和家庭环境的美化，家长的举止、行为、服饰都很重要。

5. 学龄前期儿童的安全管理有哪些?

学龄前期儿童智力发展迅速，求知欲及可塑性强，喜模仿而无经验，家长应加强安全管理。

(1)预防烫伤　暖水瓶、开水壶、热饭菜等要放在孩子够不到的地方；孩子进餐、饮水或家长喂药时，手摸碗或杯子以不烫手为宜。

(2)预防外伤　利器要放在孩子摸不到的地方；清除所有可能造成伤害的不安全因素；组织户外活动要随时观察每个孩子；通过游戏形式，经常对孩子进行安全教育，增强他们的安全意识，使他们过渡到自我保护阶段。

(3)严防异物入耳、鼻、气管等处　要在儿童情绪稳定、愉快的状态下安静进食或吃水果，防止食物误入气管；家长不要给孩子携带各种饰物，防止孩子好奇心重将小饰物塞进耳、鼻内。

(4)预防中毒　不要将有毒物品，如消毒液、洗涤剂等存放在儿童卧室及活动室内，要放在孩子摸不到的专用物品柜内；入口食物应检查是否过期或腐烂变质；所有药品必须妥善保管。

(5)防止走失　带儿童户外活动或出入公共场所，家长要确保孩子在自己的身边或视线范围内，必要时戴防走失带；幼儿园送孩子时家长要与教师见面，把孩子送到教师手里；平时可以用讲故事或做游戏的方式培养孩子防范陌生人意识。

6. 学龄前期儿童常见的心理行为问题有哪些? 如何引导?

学龄前期儿童常见的心理行为问题有儿童退缩行为、发脾气、口吃、吸吮手指、咬指甲、睡眠障碍、习惯性交叉擦腿动作等。引导及处理方法如下。

(1)儿童退缩行为　关键是要逐步地、有意识地让他们多接触外界环境，通过郊游活动和增加户外活动等方式开阔视野；安排一些需要依靠集体力量才能完成的游戏和活动等，鼓励其新奇感和探索性行为的建设。

（2）吮吸手指或咬指甲　解除心理紧张等诱发因素；要让孩子知道咬手指或者指甲的害处；让孩子动手做一些有趣的事情（如捏橡皮泥、玩拼版玩具、做飞机模型、在院里玩等）代替吮吸手指；补铁或者排铅。

（3）口吃　主要是改善语言环境，彻底治疗口吃还必须先改变急性子的毛病；必要时可找医生进行心理行为治疗，严重者可以加用药物治疗。

（4）遗尿　5 岁以后还出现不自主排尿称为遗尿症，多发生于夜间熟睡时。家长注意不可进行打骂、讽刺等，应合理安排孩子生活，晚餐后适当控制饮水量，睡前排尿，于经常遗尿时段叫醒孩子排尿；必要时带孩子就诊、治疗。

（5）睡眠障碍　对夜惊、梦游者，适当安慰，但不必当时即询问原因，让其重新入睡。频繁发生者应该看心理医生。

（6）习惯性擦腿动作　孩子出现此动作时转移其注意力，不要在孩子面前流露出焦虑、紧张情绪，更不要责骂或惩罚孩子；同时寻找原因并及时治疗（如避免孩子孤独、无聊、紧张，平时不穿紧身内裤）。

（尼晓丽）

（五）年长儿护理

1. 多大的宝宝称为年长儿？有哪些心理特点？

年长儿指学龄期及青春期的儿童，自 6 ~ 7 岁入小学始到进入青春期为学龄期，青春期年龄范围一般为 10 ~ 20 岁。

学龄期儿童身心未成熟，依赖性较强，合作性差，好奇而又好动，但缺乏经验，缺乏适应及满足需要的能力。

青春期是人类身心发展逐渐走向成熟的重要阶段，其看问题容易片面化和表面化，易出现逆反心理，心态由不平衡向平衡过渡，常表现为自尊心变强，渴望交流和友谊，性意识萌动，愿意与异性接近或对异性产生朦胧的依恋等心理变化。青春期儿童身体处于加速发育阶段，易形成复杂的心理卫生问题，如焦虑、抑郁、不良习惯等，这些问题绝大多数是暂时现象，只要得到适当的引导和帮助便能得到解决；若不及时解决，持续时间长，问题可能会变得复杂、严重，造成心理缺陷，甚至影响一生的健康、学习、工作和行为，严重者还可能危及家庭和社会。

2. 年长儿的饮食护理包括哪些？

学龄期及青春期孩子是体格和智力发育的关键时期，合理营养是满足年长儿正常生理需要、保证健康成长的重要因素。营养素包括蛋白质、脂类、糖类、无机盐、维生素、水和膳食纤维，任何一种营养素过多或不足均可引起孩子营养过剩或营养不良。

由于学龄期及青春期生长发育快，对营养需求高，应多食富含钙、铁、锌和维生素 C 的食物；加强运动，使骨骼发育达到最佳状态，减少成年后骨质疏松及骨折的发生；预防缺铁性贫血、营养不足等常见病；避免盲目节食，三餐定时定量，保证吃好早餐，使上午精力充沛；多饮水，少喝碳酸饮品；避免挑食、厌食，不吃垃圾食品，保持健康体重，预防和控制肥胖。

3. 年长儿的日常生活护理包括哪些？

(1)口腔护理　应预防龋齿，加强对孩子乳牙及恒牙的保护。注意口腔卫生，养成每天早晚刷牙、饭后漱口的习惯。

(2)着装　应符合孩子的身份，大小合体，不穿奇装异服，衣着整洁干净。风格要大方活泼，体现学生时期的朝气蓬勃，不一味追求名牌，以舒适为准。

(3)睡眠　为满足迅速生长的需求，应养成早睡早起的睡眠习惯，家长对孩子要起到榜样和监督作用。

4. 如何进行年长儿的安全管理？

年长儿常发生的事故包括车祸、溺水，以及在活动的时候发生擦伤、割伤、扭伤、挫伤或骨折等。创伤和事故是青少年，尤其是男孩常见的问题，年长儿伤害不只限于躯体的损伤，还可导致精神创伤。年长儿伤害死因顺位为自杀、车祸、意外中毒、溺水、意外跌落和他杀。年长儿必须学习交通规则和事故的防范知识,以减少伤残的发生。应继续对年长儿进行安全教育。

5. 年长儿常见的心理行为问题有哪些？如何引导？

年长儿开始正规学习生活,把精力投放到智力及身体的活动上,注意自己周围环境中的事物,愉快感来自于对外界环境的体验。如果此期发展不顺利,会造成强迫型人格。这个时期,如果能出色地完成任务并受到鼓励和赞扬,可发展勤奋感;与伙伴游戏或一起活动,可获得许多人际交往经验。重视自己勤奋学习所获得的成就,如不能发现自己学习潜力或将产生自卑,家长应帮助孩子养成热爱学习、快乐学习、独立学习的好习惯。

青春期少年体格生长和性发育开始成熟,社交增多,外界环境对其影响越来越大,常见的心理行为问题有青春期综合征、青春期焦虑、青春期抑郁、饮食障碍、网瘾等。此期性心理发展不利,会导致严重的功能不全或病态人格。对于12岁以上的孩子应进行必要的性知识教育。同时引导和教育青少年正确评价自我,给予他们成人式的信任和尊重,用理智战胜情感。

对于严重的焦虑及抑郁的青少年必须及时予以合理治疗,一般以心理治疗为主,并配合药物治疗。饮食障碍包括神经性厌食症和神经性贪食症。治疗方法有心理治疗(认知-行为或人际治疗)和抗抑郁药治疗。青少年因网瘾引发的众多问题给社会和家庭带来的影响是不言而喻的,这与青少年心理、生理的发育规律有一定的关系,也受家庭、学校、社会环境的影响。“禁网”不是解决网瘾的有效办法,对青少年的网络行为要立足于青少年的心理健康教育、网络教育,以及社会、学校、家庭的整体教育。通过改善学校和家庭的环境,塑造青少年的健康人格,从而建立对“网”的免疫力。

(李　娜)

(六)日常生活中常见护理问题处理

1. 为孩子测量体温,您做对了吗?

体温是指机体内部的温度,是反映孩子身体健康状态的一项重要指标,家长们需要掌握体温的测量方法。常用测量体温的工具有水银体温计(腋表)、电子体温计和红外线体温计(耳温枪、额温枪)(图 1-2)。具体测量方法如下。

(1)水银体温计(腋表)　使用前将水银柱甩至 35 ℃以下,将水银端放在孩子腋窝中央处,夹紧臂膀 10 分钟,读取温度时水平放置体温计,眼睛平视,根据水银柱的位置读取度数。

(2)电子体温计　将较细端放在孩子腋窝中央处,夹紧臂膀将其固定,持续测量至提示音响,即可显示度数。

(3)耳温枪　固定孩子头部,轻轻将耳朵向后拉,将探头伸进耳朵,按下测量按钮,听到提示音即可显示度数。

(4)额温枪　避开头发,在距孩子额头 3 ~ 5 cm 处,对准额正中按下测量按钮即可直接显示度数。

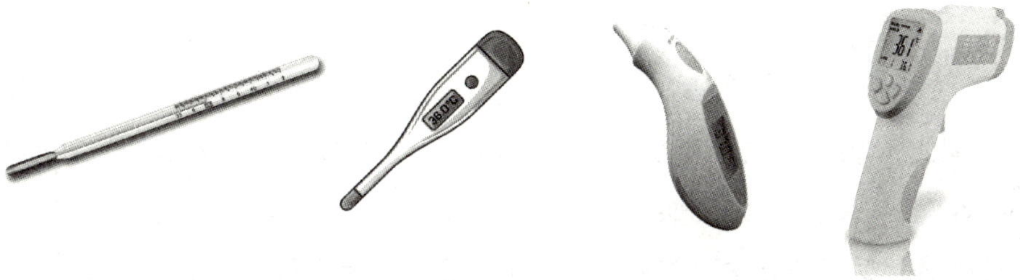

水银体温计　　电子体温计　　耳温枪　　额温枪

图 1-2　常用体温测量工具

测量体温时需注意:①若有运动、进食、冷热敷、洗澡等,应休息 30 分钟后测量。②测量腋温时应擦干汗液。③肩关节受伤或消瘦夹不紧体温计者禁忌腋温测量。

2. 如何判断和护理孩子发热?

儿童温水擦浴

发热指体温超过正常范围。每个人的正常体温略有不同,而且受许多因素(时间、季节、环境、生理周期等)的影响。一般小儿腋温超过 37.4 ℃即可认为发热,俗称发烧。

孩子发热,比孩子还“上火”的是家长,恨不得马上退热才安心。其实家长的心态要调整,发热是人体主动应对疾病的方式,调节免疫力对抗疾病。家长护理发热孩子时应注意以下几点。

(1)房间安静整洁,开窗通风。

(2)给孩子穿宽松舒适的棉质衣服,不宜过厚。

(3)孩子发热时消化功能减弱,宜给予白粥、鸡蛋羹、烂面条等清淡易消化饮食,不强迫进食。

(4)低热(<38.5 ℃)且精神较好者,可以注意补充水分,做好病情观察,暂不处置(有热性惊厥病史的患儿除外)。

(5)体温超过 38.5 ℃可给予药物降温或物理降温。常见的退热药物有布洛芬、对乙酰氨基酚等,物理降温包括温水擦浴、冰块冷敷、退热贴等。注意冰块冷敷应选择颈部两侧、腋窝、腹股沟等大血管流经处,放置时间不超过 30 分钟,禁止放于枕后、耳郭、阴囊、心前区、腹部及足底。

3. 水银体温计打碎了怎么办?

水银体温计由玻璃制成,内有随体温升高的水银柱。水银是一种重金属,在常温下就会蒸发。如果不慎打碎体温计,家长应采取必要的措施尽快消除水银,最好的方法是将硫黄粉撒在水银上,但一般家庭很少有硫黄粉,可以用纸片或者表面光滑的物品,将水银聚拢收集进塑料袋,密封丢进危险品垃圾桶内;离开被水银蒸气污染的房间并开窗通风。

如果孩子不小心将体温计咬断,家长应立即用清水给孩子漱口,清除口腔内的碎玻璃;如怀疑孩子吞咽水银,安全起见可给些生鸡蛋清或牛奶口服,使蛋白质与金属汞结合,然后用刺激咽部的方法使孩子呕吐,将水银排出体外,同时注意观察孩子有无恶心、呕吐等症状和大便性状,以便及早就诊。需要注意的是,少量水银接触不会对人体造成损害;水银比重大、不溶于胃液,到达胃里后很快就进入肠道随粪便排出,一般不容易造成汞中毒。

4. 怎样正确使用小儿退热栓剂?

孩子高热时一般需要口服退热药。有时候孩子吃药不配合,家长可以选择小儿退热栓剂。肛门栓剂给药是指通过肛门将药物送入肠道,通过肠黏膜吸收,发挥药效的给药方法。

家长在为孩子使用退热栓剂时,应协助孩子排空大小便;取平卧双腿屈膝位或左侧卧位,暴露肛门;戴指套或手套取出栓剂,顶端涂少许石蜡油,把栓剂的圆锥头端向肛门插入,并用手指缓缓推进 2 ~ 5 cm;夹紧孩子肛周皮肤,压住肛门片刻后放开。如孩子烦躁不配合或大便失禁,可延长 5 ~ 10 分钟。

注意:栓剂应放在冰箱保存,防止软化;若栓剂滑脱出肛门外,应予以重新插入;用药后 1 ~2 小时内尽量不解大便,让栓剂较长时间停留在直肠内,充分发挥疗效。

5. 孩子感冒一定要吃药吗?

90% 以上的感冒都是由病毒感染引起的,常见症状有流鼻涕、打喷嚏、咳嗽、发热、咽喉肿痛等。一般情况下不吃药,通过多喝水、休息、补充维生素,可缓解大部分感冒症状。感冒药大多也只是起到缓解感冒症状的作用,因此,如果孩子发热程度不高、精神状态较好,在严密观察下可以不急于服用药物。

6. 如何给宝宝喂药?

(1)选择合适的剂型和口味　剂型可优先选用糖浆剂、混悬剂、滴剂、咀嚼片、含化片等,口味(如橘子味、草莓味等)可根据宝宝的喜好进行选择。

口服给药法

(2)吃药时注意调整宝宝的情绪　尽量用平和、温柔的语气,避免恐吓、吓唬、打骂,可以通过解释、适当奖励等方式进行。

(3)选择合适的喂药工具和方法　常用的喂药工具有奶瓶、滴管和小匀。舌头尖端和中央部位是味蕾比较集中的地方，口腔内上部和舌根部是比较容易引起呕吐的敏感区域，最好选择脸颊和后牙龈之间滴注给药，减少吐药情况发生。

(4)选择合适的给药姿势　宝宝可以取坐位、半卧位或侧卧位。固定宝宝喂药时，可以让宝宝坐在家长腿上，左胳膊穿过宝宝的身体牢牢卡住宝宝，然后扶住宝宝下巴让宝宝张开嘴，接着右手迅速把药喂下去。

(5)调整吃药顺序　同时喂多种药时，可以先喂甜一点的，再喂苦一点的。有的药可以混在食物里喂给宝宝，比如益生菌可以混在温凉的米汤里喂给宝宝；而粉末状的对乙酰氨基酚可以混入一勺果汁中喂食。

(6)喂药后要保持患儿半卧位，不要立即平躺，可以抱起患儿轻拍背部，以防呕吐和误吸。

7. 如何为孩子做口腔护理？

如何为孩子做口腔护理

(1)长牙前可以在喂奶或辅食后，喂宝宝些开水，冲掉口腔残留食物。

(2)乳牙萌出后，可以在每次喂奶后把宝宝抱于腿上，使宝宝头稍后仰，用干净的纱布缠在示指上，蘸些温开水，把宝宝舌头、牙齿及牙龈处食物残渣擦拭干净。

(3)磨牙萌出后可以每天早晚用牙刷按里面、外面、咬合面给宝宝刷牙，2 岁左右可以开始教孩子自己刷牙。

(4)不会漱口或不会吐出口腔异物的孩子建议使用不含氟的儿童牙膏。

(5)牙刷刷头大小要根据孩子年龄进行选择，以能伸入口腔灵活转动，并能刷到最远的一颗牙齿为宜。刷毛要柔软，避免损伤牙龈。

8. 孩子个子比同龄的孩子低怎么办？

关爱孩子成长，关注孩子身高

孩子的身高主要取决于长骨的增长，受到体内生长激素等激素水平的影响。影响孩子身高的因素有营养、睡眠、运动、微量元素、性早熟等。在人的长骨骨干和骨骺之间有一个软骨带，骨骼的成长延伸就是在这个软骨带中完成的。软骨带到青春期后会钙化，骨干和骨骺完全融合，此时骨骼的生长便处于停滞，个子也就不再长高了。所以家长们一旦发现孩子比同龄的孩子低，应尽早就医，通过做生长激素的激发试验进一步明确诊断，进而采取相应的治疗措施。

9. 孩子的小腿经常痛是怎么回事？

在儿童生长发育阶段，常常会出现下肢疼痛现象，在排除其他疾病的可能性后，可考虑是生长痛。生长痛多见于 3～12 岁生长发育正常的儿童，主要表现有间歇发作的下肢疼痛，多为肌肉性疼痛。疼痛多于夜间发生，疼痛部位往往没有外伤史，活动正常，局部组织无红肿、压痛。

生长痛是因儿童活动量相对较大、长骨生长较快、与局部肌肉和筋腱的生长发育不协调等而导致的生理性疼痛。儿童出现生长痛时，家长可以通过讲故事、做游戏等方法转移其注意力；按摩或热敷疼痛部位、减少剧烈活动缓解疼痛；也可通过补充富含维生素 C 和促进软骨生长的食物缓解症状，如牛奶、骨头、鸡蛋、青菜、柑橘、柚子等。

10. 孩子尿床是病吗？该如何护理？

正常情况下，孩子在 2 岁左右就能控制自己的夜间排尿，仍可能出现无意识排尿。如果孩子超过 5 岁每周尿床超过 2 次，并持续 3 个月以上，称为遗尿症，是小儿泌尿外科常见疾病之一。

遗尿症病因尚不完全明确，主要依靠行为治疗，辅以药物治疗。护理遗尿症患儿时，家长应注意避免孩子进食辛辣刺激、含咖啡因或茶碱类的食物和饮料，多食用含纤维素丰富的食物，晚餐宜早、清淡、少盐少油，睡前 2～3 小时不再进食、饮水；指导孩子尽早睡眠，保证睡眠质量；夜间及时唤醒，定时排尿。

11. 怎样预防儿童慢性铅中毒？

现在孩子铅超标的现象很严重，汽车尾气、水彩、蜡笔、室内油漆、一些食物、杀虫剂等都含有大量的铅，稍不注意就很容易导致孩子体内铅超标，甚至铅中毒。儿童慢性铅中毒的主要表现有多动易怒、注意力不集中、好攻击、反应迟钝、嗜睡等，严重的会出现狂躁、视觉障碍、贫血等。

预防儿童慢性铅中毒要做到勤洗手,注意个人卫生,勤剪指甲;经常清洗儿童玩具和用品;经常用干净的湿抹布清洁儿童能触及部位的灰尘;不吃松花蛋、爆米花等含铅高的食物;不带儿童到铅作业工厂附近散步、玩耍;尽量避免被动吸烟等。

12. 什么情况下不宜接种疫苗?

预防接种是控制消灭传染病最简便、有效的方法,也是增强儿童抵抗力、保障儿童健康的一项重要措施。有些情况下,孩子是不宜接种疫苗的。

(1)心、肝、肾功能不全患儿。

(2)有发热、腹泻、感冒、湿疹症状者。

(3)患有某种皮肤病、急性传染病以及活动性结核病者。

(4)患有神经系统疾病,如脑炎后遗症、癫痫的儿童。

(5)患有严重营养不良、佝偻病、先天性免疫缺陷者。

(6)新生儿体重低于2 kg时不得接种乙肝疫苗,体重低于2.5 kg时不得接种卡介苗。

13. 接种疫苗常见的不良反应有哪些?

疫苗是孩子健康的守护神,但是少数儿童接种后可能会出现一些不良反应。

(1)一般反应　多在接种后24小时内出现,主要表现为发热和注射部位红肿、疼痛等。经适当休息、多饮水,一般持续2~3天后可自行消退,无须特殊处理。

(2)异常反应　高热持续不退、晕厥、过敏性皮疹、过敏性休克等,一旦发现,应立即就诊。

14. 儿童常见的外生殖器发育异常有哪些?

男童外生殖器发育异常主要表现为隐匿性阴茎、包皮过长或包茎、埋藏性阴茎、小阴茎和蹼状阴茎。女童外生殖器发育异常主要表现为小阴唇粘连、尿道黏膜脱垂和无孔处女膜(图1-3)。

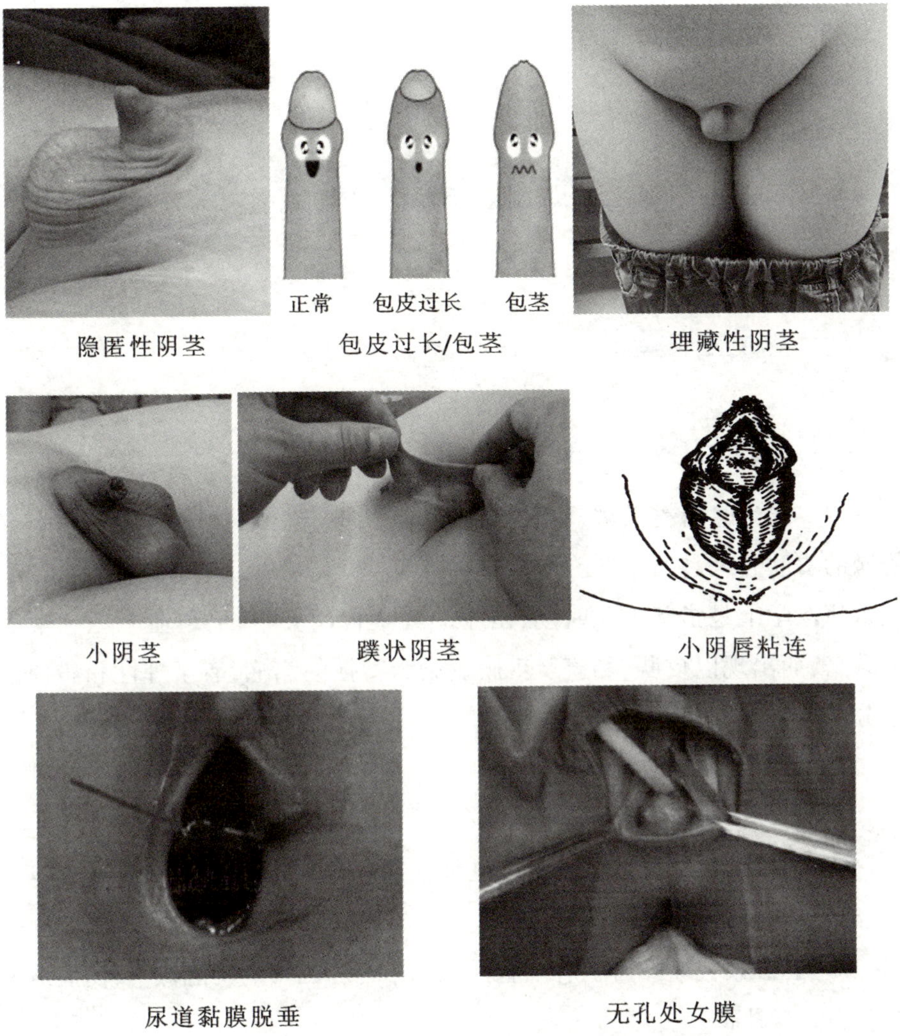

图1-3 儿童常见外生殖器发育异常

外生殖器发育异常不仅会影响成年后的性生活及生育功能，还会造成孩子的自卑心理。隐匿性阴茎、包皮过长或包茎、埋藏性阴茎、蹼状阴茎、小阴唇粘连、尿道黏膜脱垂和无孔处女膜均可通过手术方式进行解决，小阴茎可以通过调整体内激素水平进行改善。家长一经发现，应及时带孩子到正规医院就诊，减少误诊误治。

（郭　礼）

二、常见疾病护理篇

（一）新生儿黄疸

1. 什么是新生儿黄疸？

宝宝出生时粉粉嫩嫩，可爱极了，可是两三天之后家长就会发现宝宝粉嫩的皮肤越来越黄了，变成了“小黄人”，这是新生儿黄疸在作怪。新生儿黄疸医学上是指新生儿时期，由于胆红素代谢异常，引起血中胆红素水平升高，而出现以皮肤、黏膜及巩膜黄染为特征的病症，有生理性和病理性之分。

2. 导致新生儿黄疸的原因有哪些？

（1）胆红素生成较多　过多的红细胞被破坏及肝肠循环增加，使血清未结合胆红素升高。

（2）胆红素代谢障碍　肝细胞摄取和结合胆红素的功能低下，使血清未结合胆红素升高。

（3）胆汁排泄障碍　肝细胞排泄结合胆红素的能力受限，可致高结合胆红素血症；但同时伴肝细胞功能受损，也可有未结合胆红素的升高。

3. 新生儿黄疸有什么症状？

老话说“十个宝宝八个黄”。新生儿黄疸很常见，其主要表现为面颈部、躯干甚至全身皮肤及巩膜泛黄，严重者会出现贫血、肝脾大、肝脾功能亢进等。

4. 生理性黄疸和病理性黄疸有哪些不同?

(1)生理性黄疸　常于生后 2 ~ 3 天内出现,家长可在自然光下看到宝宝的皮肤及眼睛的巩膜(正常时眼睛的白色部分)呈浅黄色,4 ~ 6 天时黄疸颜色最深。足月儿 2 周内消退,早产儿 3 ~ 4 周消退。黄疸程度不深,皮肤颜色呈淡黄色,黄疸常只限于面部和上半身。在生理性黄疸期间,宝宝没有其他不舒服。

(2)病理性黄疸　出生后 24 小时内出现,黄疸持续时间长(足月儿>2 周,早产儿>4 周),程度较重,常波及全身,皮肤黏膜明显发黄;或黄疸退而复现、进行性加重;经皮胆红素测定,足月儿>12.9 mg/dL,早产儿>15 mg/dL。当家长怀疑孩子为病理性黄疸时,应及早就医,以免延误病情。

5. 病理性黄疸主要的治疗措施有哪些?

黄疸指数是新生儿黄疸诊断的重要指标,可采取无创的经皮胆红素仪筛查,一旦黄疸指数达到一定的界限值,需要检测血清胆红素。当宝宝确诊为病理性黄疸后,针对病因及严重程度有不同的治疗方法。

(1)光照疗法　是指通过荧光灯照射治疗促进患儿胆红素经肠道排出体外的一种治疗方法。

(2)药物疗法　常用药物有白蛋白、免疫球蛋白、肝酶诱导剂(如苯巴比妥)等。

(3)换血疗法　换血能有效地降低胆红素,换出已致敏的红细胞和减轻贫血。

6. 蓝光治疗是怎么回事?

蓝光治疗是一种降低血清未结合胆红素简单安全且有效的方法,具体发挥作用的机制是:胆红素能吸收光,在光和氧的作用下,脂溶性的胆红素氧化成为一种水溶性的产物,能从胆汁或尿液排出体外,从而降低血清非结合胆红素的浓度。胆红素的吸收光带是 400 ~ 500 nm,而蓝光波长恰好在 425 ~ 475 nm 之间,通过照光,能促进患儿体内的胆红素经肠道排出,使得体内不断堆积的胆红素找到另一个出口,黄疸的症状就能改善。

光照疗法是怎么回事

7. 蓝光治疗时需注意什么？

蓝光治疗时，会将宝宝脱光衣服（遮蔽眼睛及生殖器官），放在蓝光灯下照射。在此过程中我们会持续关注宝宝的情况，具体操作如下。

（1）纠正体位，使皮肤均匀受光。

（2）监测体温和箱温变化，保证水分及营养供给，多喂水。

（3）注意双眼及生殖器官部位的遮盖。

（4）观察患儿有无烦躁不安、高热、皮疹、腹泻、呼吸暂停等病情变化及青铜症等光疗副作用，以防核黄疸的发生。

（5）保证室内安静，耐心喂养，减少不必要刺激，缺氧时给予吸氧。

8. 什么是母乳性黄疸？

因吃母乳而发生新生儿黄疸称为母乳性黄疸。这是一种特殊类型的病理性黄疸，临床主要特征是新生儿母乳喂养后不久即出现黄疸，但无其他全身症状，足月儿多见。母乳喂养的婴儿在生后 4 ~ 7 天出现黄疸，2 ~ 4 周达高峰（血清胆红素可超过 256.6 ~ 342.0 μmol/L），一般状况良好，无溶血或贫血表现。黄疸一般持续 3 ~ 4 周，第 2 个月逐渐消退，少数可延至 10 周才退尽。

9. 母乳性黄疸患儿能继续母乳喂养吗？

母乳性黄疸患儿不提倡停母乳，由于出现母乳性黄疸后，一般不影响宝宝的健康，也无发热、食欲不好等特殊表现。家长可以采取少量多餐喂养的方法；按顺时针方向行腹部按摩以增加肠蠕动；服用退黄中成药促进胆红素的排泄；多晒太阳以改变间接胆红素的结构，形成光异构体利于从尿中排出。

10. 家长护理黄疸患儿需注意什么？

（1）需要注意观察患儿皮肤、巩膜、大小便的色泽变化。

（2）密切观察患儿面色及精神状态，如患儿出现拒食、嗜睡、肌张力减退等症状，应立即到医院就诊。

(3)密切观察患儿大小便次数、量及性质，如胎粪排出延迟，需及时处理。

(4)黄疸期间，患儿常表现出吸吮无力、食欲缺乏，应耐心喂养，必要时可少量多次或间歇喂养等，保证奶量摄入。

(胡青霞)

(二)儿童单纯性肥胖

1. 什么是儿童单纯性肥胖？

传统观念认为，孩子吃得越多，长得越胖就越健康，实际上这是一个知识误区，太胖的孩子可能是得了儿童单纯性肥胖症。儿童单纯性肥胖症是一种与生活方式密切相关，以过度营养、运动不足、行为异常为特征的全身脂肪组织过度增生的慢性病。单纯性肥胖症指的不是由某些先天遗传性或代谢性疾病及神经和内分泌疾病引起的继发性病理性肥胖，而是单纯由某种生活行为因素所造成的肥胖。

2. 儿童单纯性肥胖有哪些危害？

儿童单纯性肥胖给孩子的身体健康带来了很多负担。

儿童单纯性肥胖的危害

(1)高血脂　肥胖儿童血脂明显高于正常儿童，而血脂紊乱是动脉粥样硬化的高危因素。

(2)易患呼吸道疾病　肥胖儿童胸壁脂肪堆积，压迫胸廓使之扩张受限，顺应性降低，横膈运动受限，影响肺通气功能，使呼吸道抵抗力降低，易患呼吸道疾病。

(3)易诱发脂肪肝　重度肥胖儿童脂肪肝发病率高达80%，儿童肥胖是诱发脂肪肝的重要危险因素，高血压、高血脂是肥胖儿童发生脂肪肝的危险信号。

(4)易患消化系统疾病　肥胖儿童消化系统疾病的患病率达15%，明显高于正常儿童(4%)。

(5)免疫功能低下　肥胖儿童的免疫功能低下,细胞活性明显降低,因而易患感染性疾病。

(6)易患高胰岛素血症　肥胖儿童普遍存在高胰岛素血症,为维持糖代谢需要,长期被迫分泌大量胰岛素,导致胰岛分泌功能衰竭,引起糖尿病。

(7)性早熟　肥胖儿童男性血睾酮含量及女性血清脱氢表雄酮、硫酸酯含量明显高于正常儿童,体脂增多可引起肾上腺激素分泌量增多,出现性早熟。性发育提前可引起性意识,会较早产生对性的迷惑、恐惧、焦虑等不良心理状态,影响儿童学习和生活。

(8)智商低　肥胖儿童的总智商和操作商常低于健康儿童,其活动、学习、交际能力低,久而久之会出现抑郁、自卑,使儿童对人际关系敏感、性格内向、社会适应能力低,影响儿童心理健康。

(9)成年后的危害　易患脑卒中、心脏病、高血压、胆结石、糖尿病、疝、关节炎、静脉曲张等疾病。

3. 如何判断儿童单纯性肥胖?

日常生活中,家长们想判断孩子是不是肥胖及肥胖的程度,可以用肥胖度来衡量。肥胖度的计算公式:肥胖度(%)=[实际体重(kg)-标准体重(kg)]/标准体重(kg)×100%。肥胖度在±10%之内,称为正常适中;肥胖度为10%~20%,称为超重;肥胖度为20%~30%,称为轻度肥胖;肥胖度为30%~50%,称为中度肥胖;肥胖度超过50%,称为重度肥胖。

4. 造成儿童单纯性肥胖的原因主要有哪些?

(1)多食　儿童单纯性肥胖的主要原因为长期摄入的营养超过机体代谢需要,剩余的热能转化为脂肪积聚于体内。小儿自幼年时期养成过食习惯,日久即出现肥胖现象。

(2)活动量过少　缺乏适当的活动和体育锻炼也是儿童单纯性肥胖的重要因素,即使摄食不多,也可引起肥胖。

(3)遗传因素　肥胖儿的父母往往体胖。如果父母都是明显地超过正常体重，子代中约有2/3出现肥胖。如果双亲中有一人肥胖，子代显示肥胖者约达2/5。

(4)其他　摄食过快、饱食中枢和饥饿中枢调节失衡、情绪创伤(如亲人死亡、学习成绩低下)等心理异常的小儿有时也可能发生肥胖。

5. 儿童单纯性肥胖的主要表现有哪些?

(1)单纯性肥胖可见于任何年龄，以婴儿期、5～6岁、青春期最为常见。

(2)食欲旺盛，食量超过一般小儿，多偏爱淀粉、甜食、油脂类食品，不喜欢蔬菜。

(3)皮下脂肪分布均匀，以面颊、肩部、胸乳部及腹壁脂肪积累最为显著，四肢以大腿、上臂粗壮而肢端较细。严重者胸腹部、臀部、大腿部可出现皮纹。

(4)外表肥胖高大，不仅体重超过同龄儿，而且身高、骨龄都处于或超过同龄儿的高限。

(5)男孩可因会阴部脂肪堆积，阴茎被埋入，而被误认为外生殖器发育不良。

(6)明显肥胖者常有疲劳感，严重者可因脂肪堆积限制胸廓及膈肌运动，甚至出现心脏扩大、心力衰竭等，导致肥胖-换气不良综合征。

6. 儿童单纯性肥胖主要的辅助检查有哪些?

(1)血液检查　肥胖儿童常需抽血检查糖耐量、血糖、高密度脂蛋白、低密度脂蛋白、三酰甘油、胆固醇等。

(2)肺活量　肥胖-换气不良者胸廓扩张和膈肌运动受限，肺通气减少，肺功能减弱，肺活量明显低于正常儿童。

(3)胸片　心肺功能不全综合征患者心脏扩大或出现充血性心力衰竭。

(4)肝脏超声　严重的肥胖儿童肝脏超声检查常有脂肪肝。

7. 治疗儿童单纯性肥胖的主要方法有哪些?

饮食治疗和运动治疗是儿童单纯性肥胖最基本的治疗措施。

（1）饮食治疗　孩子正处于生长发育的阶段，在限制饮食时必须照顾到基础的营养需要，特别是保证足够的蛋白质、维生素及微量元素的摄入量。饮食结构应以高蛋白、低糖类、低脂肪及低热量为宜。日常饮食需选择体积大、饱腹感强、能量低的食物，如苹果、黄瓜、萝卜、番茄、柑橘、竹笋等，忌食高热量和高糖类食品。饭前可提前进食水果，吃饭时注意细嚼慢咽，并摄入足够量的水，饭后严格控制零食。

（2）运动治疗　鼓励孩子参与各项体育锻炼，寻找出孩子较喜欢的项目并鼓励其持之以恒，使之成为爱好。运动要多样化，包括慢跑、柔软操、太极拳、乒乓球及轻度游泳等。每日运动约 1 小时，而后逐渐增加；应避免剧烈运动，因为剧烈运动会激增食欲，适得其反；肥胖的家属成员可以同时参加，共同监督，易见疗效。

（3）药物治疗　药物治疗应慎用。可用苯丙胺降低食欲，但用药期间家长应严密观察药物不良反应，如有不适，立即停药并就医。

8. 如何为单纯性肥胖儿童设计饮食？

饮食治疗应在医师指导下，在保证儿童正常生长发育的基础上进行，不能急于求成，欲速则不达，过度节食会影响孩子正常的生长发育。

（1）需按肥胖儿童的年龄、身高、体重计算身体需要的热量，制订出低热量食谱。根据儿童当前实际体重所需的能量以及该儿童按身高所对应的参考体重所需的能量，两者的能量差额为调控肥胖的初期目标，首先减去差额能量的 1/3 ~ 1/2（视儿童承受能力而定）。每 7 ~ 10 天递减一次，直到减至该儿童现有身高参考标准体重所需的总能量。

（2）应选择低热量、高蛋白、低糖类食谱。可按每天每千克体重供给小儿 2 ~ 3 g 蛋白质，如瘦肉、鱼、鸡蛋、豆类及豆制品等，同时减少米饭、馒头等主食的量，少吃肥肉等脂肪类食品，脂肪按调控后总能量的 30% 供给。调控后的总能量减去蛋白质及脂肪所提供的能量后即为糖类所提供的能量，再将此能量转化为糖类食物的重量，分配在当日的餐点中。

（3）合理调整三餐热量的比例。早餐占全日总热量的 30% ~ 35%，中餐占 40%，晚餐占 25% ~ 30%。

(4)鼓励按时进餐。为满足孩子食欲和有饱腹感,可食用热量少、体积大的食物,如魔芋、芹菜、韭菜、萝卜、笋等。严格控制零食,每日零食应控制在25~40 g范围,最好分2次食用。对各种饮料限定用量,每日总量控制在250~350 mL之间,但不限制饮水量。

(5)定期到妇幼保健部门监测与肥胖有关的各类项目,并接受医师指导。

9. 单纯性肥胖儿童运动需注意什么?

运动在肥胖治疗中起着非常重要的作用,单纯性肥胖以中等强度、较长时间的有氧运动为主,辅以一定的力量练习和球类运动。参加有节律的动力性有氧运动,如长距离快速步行、慢跑、骑自行车、跳舞、跳绳、划船、上下楼梯、跳健美操以及水中运动等,有助于维持机体能量的平衡,增强耐力,提高心肺功能。有研究表明,水中运动是最有效的减肥运动。有氧运动,每次以中等强度持续运动30~60分钟,每周运动3~5次是最适宜的运动频率。活动量以活动后轻松愉快、不感到疲劳为宜。

10. 如何为单纯性肥胖儿童提供心理支持?

儿童单纯性肥胖在给孩子身体健康带来风险之余,还会带来心理压力,孩子很容易自卑,家长应为孩子提供强有力的心理支持。

(1)鼓励患儿说出其心中的感受,倾听患儿的诉说,并进行恰当的分析和解释,消除其自卑感和紧张心理,从而正确对待目前存在的问题,积极配合治疗。家属应多鼓励和支持患儿,以充分调动其积极性,增强其减肥的信心。

(2)根据患儿的性格特点为其进行个性化的心理辅导,并真诚地与患儿进行沟通交流,多安慰患儿,从而改善其不良情绪。

(3)通过心理疏导及健康教育等方式让患儿意识到肥胖的危害及合理运动的重要性,取得患儿对治疗的主动配合并使其持之以恒。要使患儿加强信心,改变多食少动的习惯。

(张广超)

（三）佝偻病

1. 什么是佝偻病？

佝偻病即维生素 D 缺乏性佝偻病，是由于婴幼儿、儿童、青少年体内维生素 D 不足，引起钙、磷代谢紊乱，产生的一种以骨骼病变为特征的全身、慢性、营养性疾病。这个病并不仅仅表现在骨骼发育上，也可能首发表现为低钙惊厥、生长迟缓、萎靡、易激惹或者婴儿期易发生呼吸道感染。2 岁以内（尤其是 3～18 个月的）婴幼儿是该病的好发人群，可以通过摄入充足的维生素 D 得以预防。

2. 导致佝偻病的原因主要有哪些？

佝偻病的病因比较复杂，根本原因是维生素 D 的缺乏，导致这一病因的诱发因素包括：

（1）围生期维生素 D 不足　母亲妊娠期，特别是妊娠后期维生素 D 营养不足。

（2）日光照射不足　小儿室外活动少、活动时皮肤暴露不足等均可影响内源性维生素 D 的生成。

（3）需要量增加　骨骼生长速度与维生素 D 和钙的需要量成正比。早产、双胎、疾病恢复期等生长发育速度相对更快，需要的维生素 D 更多，易发生本病。

（4）摄入不足　天然食物及母乳中含维生素 D 较少，缺乏阳光照射易引起体内维生素 D 缺乏而导致佝偻病的发生。

（5）疾病及药物影响　胃肠道或肝胆疾病影响维生素 D 吸收；长期服用抗惊厥药物、糖皮质激素可引起体内维生素 D 水平严重下降。

3. 佝偻病的主要症状有哪些？

（1）初期　主要表现为神经兴奋性增高，如夜惊、易激惹、烦躁不安、常与室温及季节无关的多汗。

(2)活动期　①骨骼改变或运动功能迟缓:如6个月内的婴儿可见颅骨软化,前囟门闭合延迟,出牙迟,牙釉质缺乏并易患龋齿。胸廓畸形多见于1岁左右婴儿,胸廓畸形易并发呼吸道感染。6个月以上患儿腕、踝部肥厚的骨骺形成钝圆环形隆起,称佝偻病手、足镯。能站立或行走的患儿易形成“O”形腿(膝内翻)或“X”形腿(膝外翻)。婴幼儿会坐或站立后,可导致脊柱后凸或侧凸畸形。严重者可导致骨盆畸形,成年后女性可致难产。②运动功能发育迟缓:坐、立、行等运动功能落后,腹肌张力低下,腹部膨隆如蛙腹。③神经、精神发育迟缓:表现为表情淡漠,语言发育落后,条件反射形成缓慢,免疫力低下,易合并感染及贫血。

4. 诊断佝偻病常用的辅助检查有哪些?

(1)X射线检查　初期常无骨骼表现,X射线检查可正常或钙化带稍模糊。

(2)血生化检查　初期血清25-(OH)D_3下降,血钙下降,血磷降低,甲状旁腺激素升高,碱性磷酸酶正常或稍高;激期(活动期)除血钙稍低外,其余指标改变更加明显;恢复期血钙、血磷逐渐恢复正常,碱性磷酸酶需1~2个月降至正常;后遗症期血生化正常。

5. 佝偻病的主要治疗方法有哪些?

佝偻病的治疗目的在于控制活动期,防止骨骼畸形。

(1)一般疗法　给予患儿合理饮食,坚持经常晒太阳,增加户外活动时间(6个月以下避免直晒)。

(2)药物疗法　活动期可口服维生素D 2 000~4 000 IU/日,连服1个月后改为预防量400~800 IU/日。如有条件,应测血清钙、磷、碱性磷酸酶及25-(OH)D_3水平。如患儿口服困难或存在腹泻等影响吸收时,可进行肌内注射,1个月后改为预防量口服。用药后应密切随访,1个月后如症状、体征、实验室等相关检查均无改善则应考虑其他疾病。

(3)其他治疗　①补充钙;②补充微量营养素;③外科手术:严重的骨畸形可采取外科手术矫正畸形。

6. 如何预防佝偻病？

确保儿童每日获得充足的维生素 D 是佝偻病预防和治疗的关键。

(1)母乳喂养或者部分母乳喂养足月婴儿，应在生后 2 周开始补充维生素 D 400 IU/日，早产儿、低出生体重儿、双胎儿生后 1 周开始补充维生素 D 800 IU/日，均补充至 2 岁。如果生长速度快，即便夏季阳光充足时，也不宜减量或停用维生素 D。一般可不加服钙剂，但乳类摄入不足和营养欠佳时可适当补充微量营养素和钙剂。

(2)非母乳喂养的婴儿、每日奶量摄入少于 1 000 mL 的儿童，应当补充维生素 D 400 IU/日。

(3)青少年维生素 D 摄入量达不到 400 IU/日者，如奶制品摄入不足、鸡蛋或者强化维生素 D 食物少，应当每日补充维生素 D 400 IU。

7. 补充维生素 D 过量的表现有哪些？

过犹不及，有些家长过于紧张可能会补充过量的维生素 D，这时孩子会出现一些异常表现：最早出现的症状是食欲减退，甚至厌食、烦躁、哭闹、精神不振，多有低热；也可有多汗、恶心、呕吐、腹泻或便秘，逐渐出现烦渴、尿频、夜尿多，偶有脱水和酸中毒；年龄较大患儿可诉头痛，有时可有轻度贫血；严重病例可出现精神抑郁、肌张力低下、运动失调，甚至昏迷、惊厥、肾功能衰竭等。当孩子出现维生素 D 补充过量的症状时，家长应及时带孩子就医。

8. 如何为佝偻病患儿进行日常护理？

(1)户外活动　适当的日照是防止佝偻病最有效、方便、经济的方法，家长应每日带孩子进行一定的户外活动。夏季气温高，可在阴凉处活动，尽量暴露皮肤；冬季也要保证每日 1 ~ 2 小时户外活动时间。

(2)按时引入换乳期食物　换乳期应给予孩子富含维生素 D、钙、磷和蛋白质的食物。

(3)遵医嘱给予维生素 D 制剂。

(4)加强生活护理　预防感染,保持室内空气清新,温度、湿度适宜,阳光充足。

(5)预防骨骼畸形和骨折　患儿衣着应柔软、宽松,床铺松软,避免早坐、久坐、早站、久站和早行走。

(6)加强体格锻炼　胸廓畸形者可做俯卧位抬头展胸运动;下肢畸形者可进行肌肉按摩,“O”形腿按摩外侧肌,“X”形腿按摩内侧肌。

(尼晓丽)

(四)婴幼儿腹泻

1. 什么是婴幼儿腹泻?

婴幼儿腹泻也就是我们俗称的拉肚子,是婴幼儿期的一种胃肠道功能紊乱,以大便次数增多和大便形状改变为特点的消化道综合征。一年四季均可发病,夏、秋季发病率最高。6 个月至 2 岁多见,其中 1 岁以内者约占半数。

2. 引起婴幼儿腹泻的原因有哪些?

引起婴幼儿腹泻的原因复杂多样,不仅仅是我们日常认知中的吃错东西、吃坏肚子,还包括:

(1)体质因素　①消化系统发育不成熟:胃酸和消化酶分泌不足,酶活性低,对食物质和量的变化耐受性差。②生长发育快:对营养需要较多,胃肠道负担重。③机体防御功能差:婴儿血液中免疫球蛋白、胃肠道分泌型 IgA 及胃酸浓度均较低,对感染的防御能力差。④肠道菌群失调:新生儿出生后尚未建立正常肠道菌群或因使用抗生素等导致肠道菌群失调,使正常菌群对入侵肠道致病微生物的拮抗作用丧失,而引起肠道感染。

(2)感染因素　①肠道内感染:病毒、细菌、真菌、寄生虫均可引起,尤以病毒和细菌多见。致病微生物可随污染的食物或水进入小儿消化道,故人工喂养儿食具或食物本身未经消毒或消毒不够,即可导致腹泻。②肠道外感染:因发热及病原体毒素作用使消化功能紊乱,常见于中耳炎、咽炎、肺炎、尿路感染和皮肤感染等。腹泻多不严重,年龄越小者越多见。

(3)非感染因素 ①饮食因素:喂养不当(喂养不定时、过早给予淀粉类或脂肪类食物、给予含高果糖或山梨醇的果汁等)、食物过敏、不耐受糖类等均可引起腹泻。②气候因素:气候突然变冷、腹部受凉使肠蠕动增加;天气过热致消化液分泌减少或口渴饮奶过多,都可诱发消化功能紊乱而引起腹泻。

3. 婴幼儿腹泻的主要表现有哪些?

大便次数增多、大便形状改变是婴幼儿腹泻的主要表现。长期腹泻会导致体重不增或下降,感染性腹泻常出现高热、呕吐等症状,腹泻严重者还可出现脱水(精神萎靡、眼窝凹陷、皮肤干燥、小便减少、哭无泪等)、酸中毒、低钾血症、低钙血症、低镁血症等水和电解质紊乱表现。

4. 如何区分轻、重型腹泻?

轻型腹泻多由饮食因素或肠道外感染引起,主要表现为大便次数增多,每日数次至 10 余次,每次量不多,稀薄或带水,呈黄色或黄绿色,混有少量黏液,粪质不多,常见白色或黄白色奶瓣和泡沫。孩子的体温正常或偶有低热,面色苍白,精神尚可,一般无脱水及全身中毒症状,多在数日内痊愈。

重型腹泻多由肠道内感染引起,也可由轻型逐渐加重而致,表现为每日大便 10 余次到数十次,便中水分增多,偶有黏液,黄绿色水样或蛋花汤样便。孩子食欲低下,常伴呕吐、发热,体重迅速降低,明显消瘦。如不及时补液,则会迅速出现水、电解质紊乱及全身中毒症状。

5. 什么是秋季腹泻?

秋季腹泻又叫轮状病毒肠炎,因其好发于秋、冬季,以秋季流行为主,故称秋季腹泻。

秋季腹泻是一种自限性疾病,多见于 6 个月至 2 岁的婴幼儿。起病急,常伴有发热和上呼吸道感染症状,病初出现呕吐,大便次数多,量多,多呈黄色、淡黄色水样或蛋花汤样便，无腥臭味。一般无须特殊治疗，多数患儿在1周左右自然止泻。

6. 什么是生理性腹泻?

蛋花汤样便

生理性腹泻多见于6个月以内的婴儿，外观虚胖，常有湿疹，表现为生后不久即出现腹泻，每天大便次数多，可达十几次，量不一定很多，其中含少量水分，一般没有腥臭味。婴儿除大便次数增多外，无其他症状，食欲好，不影响生长发育，添加辅食后，大便即逐渐转为正常，家长不必过于担心。

7. 腹泻患儿常做的辅助检查有哪些?

为进一步确定宝宝腹泻的原因以及病情的轻重，我们常常需要做以下几项检查协助诊断。

(1)血常规　细菌感染时白细胞总数及中性粒细胞增多，寄生虫感染和过敏性腹泻时嗜酸性粒细胞增多。

(2)大便常规及培养　大便常规检查便中有无脂肪球、白细胞、红细胞等。大便培养检查有无致病菌。

(3)血生化检查　了解脱水、酸碱失衡的性质及程度。

8. 腹泻患儿能继续进食吗?

很多家长害怕宝宝吃得越多拉得越多，一看宝宝拉肚子就不让吃东西了，这是不可取的。限制饮食过严或禁食过久易造成营养不良、酸中毒，使病情迁延不愈而影响生长发育。

一般来说腹泻患儿可以继续原饮食，以清淡、易消化为主，适当减少辅食。母乳喂养者可继续哺乳，减少哺乳次数，缩短每次哺乳时间，暂停换乳期食物添加；人工喂养者可喂米汤、酸奶、脱脂奶等，待腹泻次数减少后给予流质或半流质饮食，少量多餐，随着病情稳定和好转，逐步过渡到正常饮食。如果存在乳糖不耐受或过敏性腹泻，需改用无乳糖奶粉及深度水解或游离氨基酸奶粉喂养，继续进食。呕吐严重者，可暂禁食(不禁水)4～6小时，待好转后继续喂食。腹泻停止后应逐渐恢复营养丰富的饮食，并每日加餐1

次,共 2 周,以弥补宝宝生病期间的营养消耗。

9. 护理腹泻患儿,家长应主要观察哪些病情变化?

出现腹泻后,我们要密切观察宝宝的一般情况,掌握病情进展程度以及治疗措施是否有效。

(1)大便情况　观察并记录大便次数、颜色、气味、形状、量,为治疗提供依据。

(2)有无水、电解质和酸碱失衡情况　如尿量、眼泪、皮肤、前囟、出汗等。

(3)观察全身中毒症状　如发热、意识等。

(4)伴随症状　如呕吐、腹胀、腹痛等。

10. 如何做好腹泻患儿的皮肤护理?

因排便次数增多对患儿臀部皮肤刺激性增大,为了保护患儿的臀部,家长应选用吸水性强、布质柔软的尿布或纸尿裤,勤更换,避免使用不透气的塑料布或橡皮布。每次便后用温水清洗臀部、会阴并擦干,保持局部皮肤清洁、干燥,轻度臀红可以使用 5% 鞣酸软膏或 40% 氧化锌油涂抹并按摩片刻,以促进局部血液循环。重度臀红局部出现皮肤糜烂、溃疡者,可采用暴露法,臀下仅垫尿布,不加包扎,使臀部皮肤暴露于空气中或阳光下。

11. 如何预防腹泻患儿的交叉感染?

家长应做好孩子的居家隔离,减少人员探视。居住房间每日通风,换下的衣物清洗后在阳光下暴晒消毒,玩过的玩具注意擦拭消毒。协助患儿饭前、便后认真洗手,用过的尿布、便盆应分类消毒,切断粪-口传播途径。避免孩子与其他儿童接触、互玩玩具、共用食具等,以防交叉感染。

12. 如何预防腹泻的发生?

家长们应从日常生活做起,减少或避免孩子腹泻的发生。

(1)提倡母乳喂养,避免在夏季断奶,适时适量添加辅食,合理喂养,防止过食、偏食及饮食结构突然变动。

(2)注意饮食卫生,饭前、便后要洗手,食物要新鲜,食具要定时消毒。

(3)注意气候变化,及时添减衣物,预防着凉。

(4)避免长期滥用广谱抗生素,防止菌群失调性肠炎。

(5)适当户外活动,加强体格锻炼,增强体质。

(王龙君)

(五)肠套叠

1. 什么是肠套叠?

肠套叠,俗称"肠子打结",顾名思义是指一部分肠管或相应的肠系膜套入相邻的肠管内,引起肠内容物通过受阻,从而产生一系列的临床不适症状。按肠套叠部位有无明显的器质性病变分为原发性肠套叠和继发性肠套叠,其中原发性肠套叠多发于肥胖健壮的2岁以内婴幼儿,以6~12个月龄最多见,男女之比为(2~3):1,春、夏季高发。

2. 发生肠套叠的原因有哪些?

原发性肠套叠病因尚不明确,肠段及附近找不出明显的器质性因素,一般认为与病毒感染等其他原因导致肠管淋巴结增生、饮食改变和辅食刺激、局部解剖结构、免疫反应不平衡等因素有关。继发性肠套叠多与肠壁和肠腔内器质病变有关,如肠息肉、肿瘤、肠壁血肿、梅克尔憩室、腹型紫癜等疾病。

3. 急性肠套叠主要有哪些表现?

肠套叠作为婴幼儿时期最常见的急腹症,病情进展快,临床表现常急速恶化,具体变现为:

(1)腹痛　表现为阵发性哭闹、屈腿、拒食。常见既往健康的婴儿,突然出现阵发性哭闹，持续 10 ~ 20 分钟，伴有手足乱动、面色苍白、拒食、异常痛苦表现。

(2)呕吐　腹痛发生后不久出现呕吐，初为乳汁乳块或食物残渣，后可带胆汁，1 ~ 2 天后转为带臭味的肠内容物，提示病情加重。

(3)血便　约 85% 的患儿在发病后 6 ~ 12 小时出现血便，呈果酱样黏液血便。

果酱样便

(4)腹部肿物　在两次哭闹的间歇期检查腹部，可触及腊肠样、稍活动并有轻压痛的包块。

(5)全身状况　依就诊早晚而异，早期除面色苍白、烦躁不安外，一般状况尚好。随着病程延长，病情加重，会出现高热、脱水、电解质紊乱、精神萎靡不振、嗜睡、反应迟钝等中毒症状。

4. 肠套叠主要的辅助检查有哪些？

(1)腹部 B 型超声　为常用检查方法，可通过肠套叠的特征性影像（“同心圆”或“靶环”征）协助诊断。

(2)空气灌肠/钡剂灌肠　灌肠前可先做腹部正侧位透视检查，观察肠内充气及分布情况，可见“杯口”阴影，检查同时可进行复位治疗。

5. 肠套叠的非手术治疗方法是什么？

病程在 48 小时内，且全身情况尚可的患儿可以使用空气压力灌肠疗法或 B 型超声波监视下水压灌肠疗法。如果患儿不配合，可以在灌肠复位前应用镇静药物，以提高灌肠复位成功率。

6. 非手术治疗方法有效的表现有哪些？

空气压力灌肠时，肛门注入气体后可见肠套叠肿块逐渐向回盲部退缩，直至完全消失，此时可闻及气过水声，腹部中央突然隆起，拔出肛管后排出大量带臭味的黏液血便或黄色粪水，患儿安静入睡不再哭闹及呕吐，腹部肿物消失，说明肠套已复位。空气灌肠复位成功率可达 95% 以上。

7. 非手术治疗的肠套叠患儿应重点观察哪些病情变化?

非手术疗法复位后家长应主要观察孩子是否有精神不佳、烦躁不安、面色苍白/发青、脉弱而快、腹部包块、哭闹、呕吐等表现,还要观察腹痛是否减轻、排便的形状、是否有食欲等。如患儿突然出现烦躁不安、阵发性哭闹,腹部包块仍存在,应警惕是否重新发生肠套叠,需及时就诊处理。

8. 哪些肠套叠需做手术治疗?

肠套叠非手术疗法

(1)经空气加压灌肠等非手术疗法未成功者。

(2)发病超过48小时,患儿腹胀严重,一般情况差,有高热、脱水、休克等症状。

(3)便血量多,提示肠壁损害严重。

(4)有腹膜刺激征,怀疑有肠穿孔。

(5)多次复发肠套叠,怀疑有器质性病变如肿瘤、息肉等。

9. 手术治疗的肠套叠患儿围手术期注意事项有哪些?

术前呕吐严重、禁食水的患儿,家长应注意观察有无脱水现象,必要时及时告知医务人员静脉补液治疗。术后家长应注意观察患儿有无腹胀及排便情况,需要避免便秘、哭闹等导致患儿腹内压增高的因素。发现患儿呕吐、血便等症状时,及时告知医务人员处理。

当患儿可以进食时,家长应为患儿准备清淡、易消化、营养丰富的食物,促进手术切口愈合;禁食产气较多及辛辣等刺激性的食物。

(田亚明)

(六)先天性巨结肠

1. 什么是先天性巨结肠?

正常情况下,宝宝出生后应逐渐形成规律的排便习惯。如果新生儿生后 24 小时之内没有排胎便，日后又出现了顽固性的排便困难及便秘的话，就要高度怀疑先天性巨结肠。先天性巨结肠是由于直肠或结肠远端肠管缺乏神经节细胞，导致肠管持续痉挛，失去正常的蠕动功能，产生粪便淤滞，使近端结肠被动性扩张、肥厚，是小儿常见的先天性肠道疾病之一。

2. 先天性巨结肠的病因是什么？

目前认为，该病与多基因遗传和环境因素有关。胚胎发育期的环境因素，如缺血、缺氧导致神经节细胞坏死与减少，母亲妊娠前 3 个月发生病毒及细菌感染，高热或受外伤，精神、药物等刺激均可引起神经节细胞的发育异常，从而导致远端无神经节细胞的肠段出现痉挛、狭窄，近端肠段扩张，形成巨结肠。

3. 先天性巨结肠的表现有哪些？

由于累及的肠管长度不同，先天性巨结肠的临床表现各有差异。

(1)胎便排出延迟　多数患儿出生后 24～48 小时内多无排便或仅有少量胎便，数日后出现顽固性便秘。

(2)腹胀　多数患儿表现为全腹胀满，严重者腹部可见肠型。

(3)呕吐　量不多，含少量胆汁，严重者可见粪液。

(4)营养不良及发育迟缓　长期腹胀便秘，可使患儿食欲下降，影响营养吸收，造成营养不良、发育迟缓。

(5)其他　严重者还会出现小肠结肠炎、肠穿孔等。

4. 诊断先天性巨结肠常需做哪些辅助检查？

(1)X 射线检查及钡剂灌肠　腹部立位平片多显示低位结肠梗阻，近端结肠扩张。钡剂灌肠可显示痉挛段及其上方扩张肠管，是目前最有价值的诊断方法。

(2)活体组织检查　取直肠组织检查，多提示无神经节细胞。

(3)肛管直肠测压　当直肠受膨胀性刺激后，内括约肌发生反射性放松、压力下降。先天性巨结肠患儿内括约肌不但不放松，而且发生明显的收缩使压力增高。

5. 先天性巨结肠该如何治疗?

(1)保守治疗　口服泻药或润滑剂,保持每日排便,用开塞露或甘油栓诱导排便,新生儿及小婴儿可每日清洁回流灌肠一次,协助排便并清洗积存粪便。保守治疗的目的在于改善孩子的营养、减轻近端肠管的炎症,为手术做准备。

(2)手术治疗　保守治疗失败或病情严重者可进行先天性巨结肠根治术或结肠造瘘术。

6. 清洁回流灌肠的注意事项有哪些?

清洁回流灌肠作为一种简便而经济的有效措施,可以有效清除积存的粪便,减少小肠结肠炎的发生。家长应掌握清洁回流灌肠的注意事项。

小儿巨结肠清洁灌肠

选择型号合适、质地优良的肛管;操作者熟练掌握操作技术,操作时动作要轻柔,插管前充分润滑肛管前端并缓慢插入,尽量避免反复插管;灌肠液为38～41 ℃的生理盐水,切勿使用清水或高渗盐水灌肠(高热患者灌肠降温者除外);灌肠过程中,要求灌出量≥灌入量;每人灌洗总量按100 mL/kg计算,新生儿每次灌洗量不超过500 mL;灌肠时应根据孩子的身体状况及耐受力调整合适的灌肠次数、流速及量;一般每天灌洗1～2次。指导患儿进无渣饮食以利于灌肠,从而减少灌肠次数。

7. 先天性巨结肠根治术围手术期注意事项有哪些?

术前家长应注意观察孩子有无呕吐、腹胀、排便情况。术前5～7天进行1次/日清洁回流灌肠。术前3天进无渣饮食,必要时给予静脉营养支持治疗。术日晨禁食水,根据需要留置胃管。

术后孩子禁食水、胃肠减压,待肠蠕动恢复后停止胃肠减压。从少量饮水到流质、半流质饮食逐步过渡,一般7天后可给予孩子正常饮食。术后第1周家长应做好肛周的护理,避免大便污染。1周后家长需加强患儿排便能力训练,一般于术后2周进行扩肛,防止手术瘢痕挛缩。

8. 结肠造瘘术围手术期注意事项有哪些?

造口更换

术前注意事项同先天性巨结肠根治术。

术后家长应学会正确更换造瘘袋。更换前需要清洗造口周围皮肤,观察造口周围皮肤有无糜烂、红肿等现象及肠管有无缺血坏死、肠管回缩或脱出等异常现象。如有发生,需要及时到医院就诊。

(田亚明)

(七)支气管肺炎

1. 什么是支气管肺炎?

支气管肺炎又称小叶性肺炎,是指病变从支气管或细支气管开始,而后蔓延到邻近肺泡,引起肺组织的炎症。

支气管肺炎为儿童时期最常见的肺炎,以 2 岁以下儿童最多见。多发于冬春寒冷季节及气候骤变时。起病多数较急,发病前数日多先有上呼吸道感染。低出生体重儿、营养不良、维生素 D 缺乏性佝偻病、先天性心脏病合并支气管肺炎者往往病情严重。

2. 发生支气管肺炎的主要原因有哪些?

引起支气管肺炎的因素一般为细菌和病毒。常见病毒主要有呼吸道合胞病毒、腺病毒、流感及副流感病毒等,细菌感染则以肺炎链球菌多见,近年来肺炎支原体、衣原体和流感嗜血杆菌肺炎有增加趋势。病原体常由呼吸道入侵,少数经血行入肺。

3. 支气管肺炎常见的表现有哪些?

常见的表现有发热、咳嗽、气促,肺部固定性中、细湿啰音,弱小婴儿大多起病迟缓,发热不高,咳嗽与肺部体征均不明显,常见呛奶、呕吐或呼吸困难。

(1)发热　多数为不规则热,亦可为弛张热(体温在 39 ℃以上,24 小时内温差达 1 ℃以上,体温最低时仍高于正常水平)或稽留热(体温持续在 39~40 ℃,达数天或数周,24 小时波动范围不超过 1 ℃)。新生儿、重度营养不良儿起病迟缓,可不发热或体温不升。

(2)咳嗽　较频繁,初为刺激性干咳,以后有痰。新生儿、早产儿可仅表现为口吐白沫。

(3)呼吸增快　多在发热、咳嗽之后出现呼吸加快(2 个月内≥60 次/分,2~12 个月≥50 次/分,1~5 岁≥40 次/分,大于 5 岁≥30 次/分),患儿可有鼻翼扇动、点头呼吸、三凹征、唇周发绀。

(4)肺部固定中、细湿啰音　胸部体征早期不明显或仅呼吸音粗,以后可听到较固定的中、细湿啰音,以背部、两肺下方及脊柱旁较多,深吸气末更为明显。新生儿、小婴儿肺部症状不明显,不易闻及湿啰音。

4. 如何区分轻症与重症支气管肺炎?

(1)轻症支气管肺炎　一般表现为发热、咳嗽、气促,也可伴随全身症状,如精神不振、食欲减退、烦躁不安、轻度腹泻或呕吐。

(2)重症支气管肺炎　除呼吸系统改变外,可发生循环、神经和消化等系统功能障碍,主要表现为:①呼吸突然加快,>60 次/分,心率突然>180 次/分(婴儿>180 次/分,幼儿>160 次/分),突然极度烦躁不安,口唇青紫,面色苍白或发灰,指(趾)甲血管充盈时间延长,肝脏迅速增大,24 小时尿量少于 200 mL,眼睑或双下肢出现水肿时,提示循环系统功能障碍。②出现烦躁、喜睡、惊厥、昏迷或进而出现意识障碍、前囟膨隆、呼吸不规则、瞳孔对光反射迟钝或消失,提示神经系统功能障碍。③食欲减退、严重呕吐和腹泻,重症患儿可发生中毒性肠麻痹,因严重的腹胀使膈肌抬高,呼吸困难加重,出现消化道出血、呕吐咖啡样物、大便隐血阳性或柏油样便,提示消化系统功能障碍。④血压下降,四肢湿凉,皮肤、黏膜及胃肠道出血,提示可能出现弥散性血管内凝血。

5. 诊断支气管肺炎常做的检查有哪些?

(1)血液检查　①血常规:一般情况下,细菌性肺炎患儿血白细胞计数升高，中性粒细胞增多，病毒性肺炎患儿血白细胞计数大多正常或偏低。②C 反应蛋白（CRP）：细菌感染时血清 CRP 值多上升，而非细菌感染时则上升不明显。③前降钙素：细菌感染时可升高，抗菌药物治疗有效时可迅速下降。

（2）咽拭子检查　支气管肺炎多由呼吸道感染发病，咽部是病毒聚集较多的地方。咽拭子检查是用棉签从患儿咽部蘸取少量分泌物送检的方法，通过咽拭子检查可以方便快捷、准确地检测出病毒类型，且取样方便，痛苦小。

（3）胸部 X 射线检查　支气管肺炎的病因不同，因此在 X 射线上所表现的变化既有共同点，又各有其特点。早期见肺纹理增粗，以后出现小斑片状阴影，并可伴有肺不张或肺气肿，斑片状阴影亦可融合成大片，甚至波及整个节段。

6. 支气管肺炎主要的治疗手段有哪些?

支气管肺炎患儿主要的治疗手段为控制感染和对症治疗。

（1）控制感染　明确为细菌感染或病毒感染继发细菌感染者，根据不同病原体选择抗菌药物，做到早期、联合、足量、足疗程用药。抗生素一般持续用至体温正常后 5～7 日，症状及体征消失后 3 日停药，重症宜静脉给药。病毒感染者应选用利巴韦林、干扰素等抗病毒药物。

（2）对症治疗　包括吸氧、雾化、祛痰、平喘、退热等。重症患儿还需防治心力衰竭、中毒性脑病、中毒性肠麻痹及纠正水和电解质紊乱等，中毒症状明显或严重憋喘、脑水肿、感染性休克、呼吸衰竭者，还可短期应用糖皮质激素来治疗。

7. 支气管肺炎患儿该如何喂养?

6 个月以下宝宝建议母乳喂养，母亲应清淡饮食，每次喂奶结束将宝宝头部抬高或抱起，以免乳汁呛入气管发生窒息；6 个月以上宝宝在生病期间暂停新的辅食添加；1 岁以上的宝宝应少量多餐，以清淡、易消化、营养充分的食物为主，保证足够的维生素及蛋白质，多吃含维生素 C 的水果、蔬菜，如番茄、橙子等，适当多食用具有润肺生津作用的食物，如银耳、雪梨、白萝卜等，减少食用橘子、猪肉、牛肉、鱼肉等生痰食物，忌食过甜、辛辣、油腻的食物。另外还要给宝宝多喝温开水，喝水不仅能够改善血液循环，使机体代谢产生的废物和毒素迅速排出体外，还能起到湿化气道、稀释痰液的作用。

8. 如何对支气管肺炎患儿进行日常生活护理?

支气管肺炎患儿的日常生活护理需要家长花更多的心思。室内应保持空气清新，经常开窗通风，室温控制在 18 ~ 22 ℃，湿度控制在 50% ~ 60%。衣着要宽松，不宜盖太厚的被子，保证孩子充足的睡眠，睡眠是最好的自我恢复的方式。呼吸困难时可用枕头垫在背部抬高上身以利呼吸。根据气温变化，适时增减衣服，穿衣不要过多，以免出汗后再次受凉。另外，家长要及时为孩子清除鼻腔分泌物，经常翻身拍背，促使痰液排出，保证呼吸通畅。

9. 如何为孩子实施叩背排痰? 如何指导有效咳嗽?

肺炎患儿咳嗽咳痰时比较费力，有些孩子痰液黏稠无力咳出，家长们应掌握给患儿扣背排痰的方法，指导孩子有效咳嗽。

叩背排痰法

(1)叩背排痰　是指通过叩击胸壁，使附着在肺泡周围及支气管壁的痰液松动脱落，使其沿着气道管壁自然排出。操作时需注意：①操作者手指并拢，掌心弯曲成碗状，放松肩、肘及腕部，依靠腕部的力量叩击，叩击时按支气管走向由外周向中央(双手轮流或单手叩击)；②最好在餐后 1 小时后进行，婴儿应在喂奶后 1 ~2 小时后进行；③每侧肺叶反复叩击 1 ~3 分钟，感染部位适当延长(2 ~5 分钟)，叩击频率大约 60 次/分，对重症婴儿和易引起支气管痉挛者频率应慢；④叩拍力量要适中，以不让患儿感到疼痛为宜；⑤叩击时鼓励患儿深呼吸、咳嗽、咳痰；⑥如口腔内有分泌物，家长注意协助患儿清除；⑦要注意观察患儿的呼吸，有无面色改变，如有异常立即停止。

(2)有效咳嗽　咳嗽是一种防御性反射，有助于保持呼吸道的清洁和通畅，且直接关系到胸部物理治疗的效果。家长应注意：①对合作患儿，指导其缓慢深吸气后屏气片刻，然后用力收缩胸腹部肌肉做爆破式咳嗽；②对不合作患儿，可用示指在气管下段滑过时轻压或按压胸骨上凹引发咳嗽。

10. 护理支气管肺炎患儿应主要观察哪些病情变化?

儿童肺炎病情变化快,家长护理时应注意观察以下几点。

(1)患儿体温、咳嗽、呼吸变化,是否出现烦躁不安、面色苍白、心率加快等现象。

(2)有无烦躁、口周发绀、面色青紫、痰堵等缺氧表现。

(3)患儿意识等,是否出现烦躁或嗜睡、惊厥、昏迷、呼吸不规则、肌张力增高等表现。

(4)有无腹胀、肠鸣音是否减弱或消失、呕吐的性质、是否有便血等情况。

一旦发现异常,应立即告知医务人员及时对症治疗。

11. 如何预防支气管肺炎的发生?

支气管肺炎通常与细菌、病毒等感染有关,大多数继发于上呼吸道感染。小儿免疫力低,应加强孩子的营养,培养良好的饮食和卫生习惯。多进行户外活动,从小养成锻炼身体的好习惯,增强体质,改善呼吸功能。日常生活中,按照气温的变化,适时增减衣物。注意经常保持室内清洁,开窗通风,使室内空气新鲜、阳光充足;要勤晒被褥和换衣裳,减少婴幼儿去拥挤的公共场所,减少与呼吸道感染患者的接触;日常膳食中,除吃适量的鱼、肉、鸡、蛋外,还应多吃乳制品、豆制品、蔬菜和水果,防止营养不良;保证孩子充足的睡眠,规律作息。有营养不良、佝偻病、贫血及先天性心脏病的患儿应积极治疗,减少呼吸道感染的发生。

(裴　亚)

(八)支气管哮喘

1. 什么是支气管哮喘?

舒畅呼吸对于常人是触手可及的事,但是对于支气管哮喘患儿却是最奢侈的期望。支气管哮喘简称哮喘，俗称吼病，是儿童时期最常见的一种慢性呼吸道疾病，是一种以慢性气管炎症和气管高反应性为特征的异质性疾病（图2-1），以反复发作的喘息、咳嗽、气促、胸闷为主要临床表现，常在夜间和（或）凌晨发作或加剧。

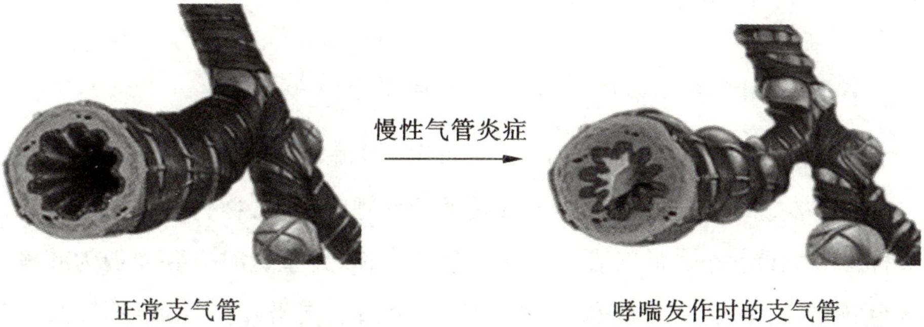

图2-1　支气管哮喘发作的气管炎症反应

2. 为什么会患支气管哮喘？

引起支气管哮喘的病因尚不完全清楚，可能与以下因素有关。

（1）变应原　①呼吸道感染：小儿哮喘发作常和呼吸道感染密切相关，尤其是病毒及支原体感染。②吸入变应原：通常自呼吸道吸入，引起哮喘最主要的吸入变应原为尘螨、灰尘、霉菌、花粉、羽毛、烟雾等。③食入变应原：主要为异类蛋白质，如牛奶、鸡蛋、鱼虾、香料等，食物过敏以婴儿期为常见，4～5岁以后逐渐减少。

（2）气候　儿童对气候变化很敏感，如气温突然变冷或气压降低，常可激发哮喘发作，因此，一般春秋两季儿童发病明显增加。

（3）遗传因素　哮喘具有遗传性，患儿家庭及个人哮喘、婴儿湿疹、荨麻疹、过敏性鼻炎等的患病率较一般群体高。

（4）其他因素　情绪激动、运动、药物（如阿司匹林）等均可诱发儿童哮喘。

3. 支气管哮喘的主要表现有哪些？

哮喘的主要表现是反复咳喘、气促、胸闷，呈阵发性反复发作，夜间和

(或)晨起加重。婴幼儿起病较缓,发病前 1 ~2 天常有上呼吸道感染。年长儿大部分起病急,并且多在夜间发作。发作前常有刺激性干咳、打喷嚏、流泪、胸闷等先兆症状,随后出现咳嗽、喘息,接着会咳出大量白色黏痰,并伴有呼气性呼吸困难。严重者会出现烦躁不安、面色苍白、鼻翼扇动,口唇及指甲发绀,甚至大汗淋漓,不能平躺,被迫采取端坐位。

4. 什么是哮喘持续状态? 主要表现有哪些?

哮喘发作一般可自行或使用平喘药物后缓解。如果哮喘严重发作或在合理应用常规缓解药物后仍有严重或进行性呼吸困难,称为哮喘持续状态,又称哮喘危重状态。此时表现为哮喘急性发作,儿童这时主要表现为咳嗽、喘息、呼吸困难、大汗淋漓和烦躁不安,甚至出现端坐呼吸、语言不连贯、严重发绀、意识不清等。

5. 诊断支气管哮喘常做的辅助检查有哪些?

一旦孩子出现哮喘的一些表现,家长们要引起重视,及早带孩子去医院进行确诊,常需做的检查项目有以下几项。

(1)肺功能测定　常用于 5 岁以上儿童,是诊断哮喘的有力依据。

(2)外周血检查　嗜酸性粒细胞百分比增高,在 6% 以上,直接计数 $(0.40 \sim 0.60) \times 10^9/L$ 可疑似本病。

(3)胸部 X 射线检查　反复喘息或咳嗽儿童,怀疑哮喘以外其他疾病,如气管异物、结构性异常(如先天性气管狭窄)、慢性感染(如结核)及其他有影像学检查指征的疾病时,依据临床所提示的疾病选择进行胸部 X 射线平片或 CT 检查。

(4)变应原测定　吸入变应原致敏是儿童发展为持续性哮喘的主要危险因素,儿童早期食物致敏可增加吸入变应原致敏的危险性,吸入变应原的早期(≤3 岁)致敏是预测发生持续性哮喘的高危因素。因此,对于所有反复喘息怀疑哮喘的儿童,均推荐进行变应原测定,以了解患儿的过敏状态,协助哮喘诊断。

(5)气管炎症指标检测　痰或鼻分泌物查找嗜酸性粒细胞可作为哮喘

的炎症指标。

6. 什么是肺功能测定？做肺功能测定有哪些注意事项？

肺功能测定是指通过测定呼吸系统某些指标评价人体肺功能状况的过程。常用的肺功能测定指标包括肺容量、潮气量、肺活量、残气量、功能残气量、肺通气量、呼吸频率、氧分压、二氧化碳分压、呼吸商等。肺功能检查需要孩子的密切配合，在检查过程中根据检查者的提示做深吸气、深呼气动作，因此肺功能检查的准确率与孩子的配合程度密切相关。

做肺功能检查需注意：

(1)检查前12小时应停用短效β_2受体激动剂，48小时内停用长效β_2受体激动剂，茶碱类药物应停用24小时。

(2)检查前测量身高、体重。

(3)1周之内有呼吸道感染、发热、预防接种、接触过敏因素、大量咯血、气胸、巨大肺大疱且不准备手术治疗者、哮喘发作期等不宜进行肺功能检查。

7. 治疗支气管哮喘常用的药物有哪些？

(1)糖皮质激素　是哮喘长期控制的首选药物，可有效控制哮喘症状，改善生命质量，改善肺功能，减轻气管炎症和气管高反应性，减少哮喘发作，降低哮喘病死率。常用药有丙酸倍氯米松、布地奈德和丙酸氟替卡松、甲泼尼龙、氢化可的松等。

(2)支气管扩张剂　常用药物有沙丁胺醇、特布他林、氨茶碱、福莫特罗、沙美特罗、班布特罗、孟鲁司特等。

8. 如何正确实施儿童雾化吸入治疗？

雾化吸入治疗是通过雾化吸入装置将药液或混悬液分散成可吸收颗粒——气溶胶，随呼吸气流被吸入呼吸道，从而治疗疾病、改善症状的一种治疗方法。常用的儿童雾化吸入方式有压缩雾化吸入(射流雾化吸入)、气雾剂雾化吸入和干粉剂雾化吸入。

雾化吸入

实施儿童雾化吸入时需注意:①吸入前清洁患儿口鼻腔分泌物,保持呼吸道通畅;②患儿宜取坐位、半坐位;③宜在餐后 1 小时后进行;④雾化过程中,注意观察患儿有无咳嗽、气促等状况,如有不适立即停止;⑤雾化完毕,及时开窗通风,给患儿叩背,促进痰液的排出,并协助患儿漱口,不会漱口的患儿家长应予以喂水;⑥压缩雾化吸入时面部勿涂抹脂溶性、油性面霜,雾化后用湿毛巾擦干净面部残留药液;⑦年长儿气雾剂雾化吸入前应示范并教会其吸入方法;⑧干粉剂雾化吸入每次使用后应用纸巾擦拭吸嘴,准纳器不用时保持关闭状态。

9. 支气管哮喘患儿的日常生活护理有哪些?

家有哮喘儿童,家长应加强孩子的日常生活护理。哮喘患儿居住的环境应每日开窗通风,室温宜控制在 18 ~ 22 ℃,湿度在 50% ~ 60%,居住的环境应避免刺激性物质,如烟、家用喷雾剂、油漆等,给患儿提供一个安静、舒适的环境以利于休息。生活中尽量避免哮喘患儿与变应原的接触,选择柔软棉质衣物,被褥、床垫勤洗、勤晒;不要在哮喘患儿长期居住的环境中饲养宠物及种植花卉等;日常饮食要清淡、易消化、营养丰富,多吃新鲜水果、蔬菜,忌吃辛辣刺激性食物及冷饮,避免进食易引起哮喘发作的食物,如鱼、虾、蛋、奶等。

10. 如何指导支气管哮喘患儿做呼吸运动?

支气管哮喘患儿做呼吸运动可以强化横膈等呼吸肌,提高呼吸肌的收缩力和耐力,家长应指导患儿正确进行护理运动训练。

(1)腹部呼吸运动　平躺,双手平放在身体两侧,膝弯曲,脚平放;用鼻子连续吸气并放松上腹部,但胸部不扩张;缩紧双唇,慢慢吐气直到吐完。重复以上动作 10 次。

(2)向前弯曲运动　坐在椅子上,背伸直,头向前向下低至膝部,使腹肌收缩;慢慢上升躯干并由鼻子吸气,扩张上腹部;胸部保持直立不动,由口将气慢慢吹出。

(3)胸部扩张运动　坐在椅子上,将手掌放在左右两侧的最下肋骨上;

吸气，扩张下肋骨，然后由口吐气，收缩上胸部和下胸部；用手掌下压肋骨，可将肺底部的空气排出。重复以上动作 10 次。

11. 哮喘为什么要长期治疗？

我国儿童雾化吸入指南指出：激素类药物不仅要在哮喘发作期使用，而且非发作期也需继续使用，因为这类药物可以降低气管对外界刺激的敏感度，从而减少哮喘的发作，从根本上控制哮喘，减少由于哮喘反复发生而导致的肺功能不可逆的损害。哮喘是一个慢性炎症过程，炎症贯穿始终，需坚持长期、规范、安全用药治疗，才能较好地控制哮喘的发作，延长发作的间隔时间，减少住院次数，提高哮喘患儿的生活质量。

12. 如何预防支气管哮喘的复发？

(1)要遵医嘱坚持长期、规范用药。

(2)确认患儿哮喘发作的原因，避免接触变应原，去除各种诱发因素。

(3)加强身体锻炼，可进行适当的户外活动，多晒太阳。

(4)增加营养，预防并及时治疗呼吸道感染。

(5)衣服、被子等勤洗、勤晒，保持干燥清洁。

（裴　亚）

(九)先天性心脏病

1. 什么是先天性心脏病？先天性心脏病主要包括哪些？

常见先天性心脏病的特点

先天性心脏病是指在胚胎发育时期由于心脏及大血管的形成障碍或发育异常而引起的解剖结构异常，或出生后应自动关闭的通道未能闭合(在胎儿属正常)的情形。

根据血流动力学，结合病理生理变化，先天性心脏病可分为发绀型和非发绀型，也可根据有无分流分为无分流类(如肺动脉狭窄、主动脉缩窄)、左向右分流类(如房间隔缺损、室间隔缺损、动脉导管未闭)和右向左分流类(如法洛四联症、大血管错位)。

2. 先天性心脏病主要的发病原因是什么?

一般认为妊娠早期(5 ~ 8 周)是胎儿心脏发育最重要的时期。先天性心脏病发病原因很多,遗传因素仅占 8% 左右,而占 92% 的绝大多数则为环境因素造成,如妇女妊娠时服用药物、感染病毒、环境污染、射线辐射等都会使胎儿心脏发育异常。尤其妊娠前 3 个月感染风疹病毒,会使孩子患上先天性心脏病的风险急剧增加。

3. 室间隔缺损有哪些分型?

室间隔缺损是最常见的儿童先天性心脏病。根据缺损的位置,可分为以下几种类型。

(1)室上嵴型　缺损邻近主动脉环或肺动脉环,很少自愈。

(2)室下嵴型　位于室间隔膜部。此型最多见,占室间隔缺损的 60% ~ 70%,有自愈性。

(3)房室管缺损型　低位膜部缺损,很少自愈。

(4)肌部缺损型　位于心尖部,为肌小梁缺损,很少自愈。

4. 室间隔缺损患儿的主要表现有哪些?

室间隔缺损小者多无症状,缺损大者在新生儿后期及婴儿期即开始出现症状,表现为喂养困难,吸吮时常因气急而中断,面色苍白,多汗,生长发育迟缓,反复出现肺部感染,甚至左心衰竭,但随生长发育缺损逐渐缩小,症状亦逐渐减轻,2 岁后症状好转,但常见劳累后气促、心悸。进行性阻塞性肺动脉高压者,幼年即可出现发绀和右心衰竭。

5. 诊断室间隔缺损常做的辅助检查有哪些?

(1)X 射线检查　可了解心房、心室和大血管的位置、形态、轮廓、搏动及有无肺门“舞蹈”,心胸比例,有无肺充血等情况。

(2)心电图　可准确反映心脏位置,心房、心室有无肥厚,以及心脏传导系统的情况。

(3)超声心动图　为一种非损伤、无痛检查法,可精确显示心脏内部结构及血流方向,常用的有 M 型超声心动图、二维或三维超声心动图、多普勒彩色血流显像等。

(4)心导管检查　分右心、左心导管检查两种。检查方法是在 X 射线透视下,用不透放射线的塑料导管通过肘部贵要静脉或腹股沟部大隐静脉,经上腔或下腔静脉入右心房,再达右心室、肺动脉,可了解心腔及大血管不同部位的氧含量和压力变化,并明确有无分流及分流部位。

(5)其他　可做心血管造影、放射性核素心血管造影、磁共振成像等。诊断的目的不仅要确立有无先天性心脏病,还要进一步明确类型,确定治疗方案。

6. 室间隔缺损的非手术治疗方法是什么?

鉴于室间隔缺损(缺损小于 0.5 cm)有自然闭合的可能,故对缺损小、年龄小的患儿可随诊观察至 2 ~3 岁。极小室间隔缺损,无症状,胸片、心电图均正常者,一般不需要手术治疗,但应定期门诊复诊。

7. 室间隔缺损的手术治疗方法是什么?

对无自愈可能,又有肺高压的室间隔缺损患儿,可于 1 ~4 岁择期手术治疗。手术可采用介入治疗或在中低温体外循环下心内直视室间隔缺损修补术。漏斗部缺损,尤其是双动脉瓣下缺损,应在 2 岁以前根治,以防主动脉瓣脱垂。部分大型室间隔缺损,反复肺炎、心力衰竭经内科治疗控制不满意者不受年龄及体重限制,应早期行手术治疗。如技术、设备条件不足,可先行肺动脉环缩术缓解症状,待 3 ~6 个月后行根治术。

8. 室间隔缺损患儿的日常生活护理有哪些?

(1)尽量让患儿保持安静,避免过分哭闹,保证充足的睡眠。年龄稍大的患儿生活要有规律,动静结合,既不能在外边到处乱跑(严格禁止跑跳和剧烈运动),也不必整天躺在床上,但睡眠一定要保证,以减轻心脏负担。

(2)心功能不全的患儿往往出汗较多,家长应多喂水,以保证足够的水分。还需注意保持皮肤清洁,夏天勤洗澡,冬天用热毛巾擦身(注意保暖),勤换衣裤。

(3)保持患儿大便通畅。若大便干燥、排便困难,过分用力会增加腹压,加重心脏负担,甚至会产生严重后果。

(4)居室内保持空气流通,尽量避免带患儿到人多拥挤的公共场所逗留,以减少呼吸道感染的机会。随天气冷暖及时增减衣服,预防感冒。

(5)定期去医院儿童心脏内科门诊随访,严格遵照医嘱服药,尤其是强心、利尿药,由于其药理特性,必须绝对控制剂量,按时、按疗程服用,以确保疗效。每次服用强心药前,须测量脉搏。若心率过慢,应立即停服,以防药物不良反应危及患儿生命。

9. 室间隔缺损患儿的饮食护理有哪些?

饮食护理作为患儿康复过程中的重要一环,家长最好为患儿量身定制,宜给予孩子高蛋白、高热量、富含维生素的易消化饮食,以增强体质。避免进食过饱。对青紫型心脏病患儿需给予足够的饮水量,以免脱水而导致血栓形成。有先天性心脏病的婴儿喂养比较困难,吸奶时往往易气促、乏力而停止吮吸,且易呕吐和大量出汗,故喂奶时可用滴管滴入,以减轻患儿体力消耗。喂哺后轻轻放下,侧卧,以防呕吐物吸入而引起窒息。

10. 预防室间隔缺损患儿呼吸道感染常采取哪些措施?

室间隔缺损患儿因其疾病因素及抵抗力弱,容易受到病毒的侵犯,导致呼吸道感染,家长应做到以下几点。

(1)尽量避免到人多拥挤的公共场所。

(2)勤洗手,不用污浊的毛巾擦手,双手接触呼吸道分泌物后(如打喷嚏后)应立即洗手或擦净。

(3)避免与他人共用水杯、餐具、毛巾、牙刷等物品。

(4)注意环境卫生和室内通风,如周围有呼吸道传染病患者,应增加通风换气的次数,开窗时要避免对流风,注意保暖。

(5)多喝水,多吃蔬菜、水果,增加机体免疫力。

11. 护理室间隔缺损患儿应主要观察哪些病情变化?

(1)注意观察有无心率增快、呼吸困难、端坐呼吸、吐泡沫样痰、水肿等心力衰竭表现。

(2)注意观察患儿活动情况,避免剧烈哭闹,肺动脉高压者避免剧烈活动,防止缺氧发作。

(3)观察患儿有无感冒及肺部感染等症状。

(4)观察患儿进食情况及是否有缺氧表现,必要的情况下吸氧,以提高肺内氧分压,利于肺血管扩张,增加肺的弥散功能,纠正缺氧。

(5)观察患儿 24 小时出入水量。

(6)使用强心剂、利尿剂、血管扩张剂时要注意观察药物疗效和不良反应。

(张广超)

(十)病毒性心肌炎

1. 什么是病毒性心肌炎?

病毒性心肌炎是指病毒侵犯心肌,引起心肌细胞变性、坏死和间质炎症。该病本身并不会传染。除心肌炎外,部分病例可伴有心包炎和心内膜炎。近年来发病率逐渐增高,各年龄均可发病,但以学龄前期及学龄期儿童多见,好发于夏、秋季。

2. 病毒性心肌炎的病因主要有哪些?

很多病毒感染可引起心肌炎,主要是肠道和呼吸道病毒,尤其是柯萨奇病毒 $B_{1\sim6}$型最常见,占半数以上,其次为埃可病毒。其他病毒如腺病毒、脊髓灰质炎病毒、流感和副流感病毒、单纯疱疹病毒、腮腺炎病毒等均可引起心肌炎。轮状病毒是婴幼儿秋季腹泻的病原体,也可引起心肌的损害。

3. 病毒性心肌炎的主要症状有哪些?

病毒性心肌炎的临床表现不一,轻重不一。一般发病前 1 ~3 周内有上呼吸道感染、腹泻、呕吐、腹痛、发热等前驱症状;随后出现面色苍白、乏力、多汗、厌食、胸闷、恶心、呕吐、上腹部不适;症状严重时可有水肿、气促、心悸、心前区不适、活动受限,突发心力衰竭、肺水肿、严重心律失常、心源性休克、心脑综合征。

患儿心脏大小正常或增大,心率增快或减慢,心音减弱,第一心音低钝,频发期前收缩,甚至奔马律。伴心包炎者可听到心包摩擦音。严重时甚至血压下降,发展为充血性心力衰竭或心源性休克。

4. 诊断病毒性心肌炎常用的辅助检查有哪些?

(1)实验室检查　①血常规及红细胞沉降率(简称血沉):急性期白细胞总数轻度增高,以中性粒细胞为主;部分病例血沉轻度或中度增快。②血清心肌酶谱测定:病程早期血清肌酸激酶及其同工酶、乳酸脱氢酶及其同工酶、血清天冬氨酸氨基转移酶(谷草转氨酶)均增高。心肌肌钙蛋白 T 升高,且具有高度的特异性。③病毒分离:疾病早期可从咽拭子、粪便、血液、心包液或心肌中分离出病毒,但阳性率低。④聚合酶链反应(polymerase chain reaction,PCR):在疾病早期可通过 PCR 技术检测出病毒核酸。

(2)X 射线检查　透视下心搏动减弱,胸片示心影正常或增大,合并大量心包积液时心影显著增大。心功能不全时两肺呈淤血表现。

(3)心电图检查　急性期心电图异常改变,常见 ST-T 改变,T 波平坦、双向或倒置,期前收缩,经常出现二联律、三联律,房室传导阻滞及 Q-T 间期延长,异常 Q 波。

5. 病毒性心肌炎主要的治疗措施有哪些?

小儿病毒性心肌炎为自限性疾病,目前尚无特异有效的治疗手段,主要采取综合性治疗措施。

(1)休息　卧床休息,减轻心脏负担。

(2)营养心肌　①大剂量维生素 C 和能量合剂:维生素 C 有清除自由基的作用,可改善心肌代谢及促进心肌恢复,对心肌炎有一定疗效。能量合剂有加强心肌营养、改善心肌功能的作用。②辅酶 Q10:有保护心肌和清除自由基的作用。③1,6-二磷酸果糖(FDP):可改善心肌细胞代谢。④中药:在常规治疗的基础上加用丹参或黄芪等中药。

(3)应用肾上腺皮质激素　激素有改善心肌功能、减轻心肌炎症反应和抗休克作用,一般病程早期和轻症者不用,多用于急重病例。

(4)应用丙种球蛋白　用于重症病例,静脉缓慢滴注。

(5)控制心力衰竭　强心药常用地高辛或毛花苷 C。

(6)治疗心源性休克　静脉大剂量滴注肾上腺皮质激素或静脉推注大剂量维生素 C 常可取得较好的效果。

6. 病毒性心肌炎患儿活动与休息需注意什么?

病毒性心肌炎患儿限制活动对病情的控制和恢复至关重要,家长需要正确认识及加强对患儿的照护。急性期卧床休息,至体温稳定后 3~4 周,基本恢复正常时逐渐增加活动量;恢复期继续限制活动量,一般总休息时间不少于 6 个月;重症患儿心脏扩大者、有心力衰竭者,应延长卧床时间,待心力衰竭控制、心脏情况好转后再逐渐开始活动。

7. 护理病毒性心肌炎患儿应主要观察哪些病情变化?

多数病毒性心肌炎患儿预后良好,半数经数周或数月后痊愈,家长日常护理患儿需注意:

(1)密切观察患儿精神状态、面色、心率、心律、呼吸、体温和血压变化并做好记录。有明显心律失常者应进行连续心电监护,发现异常应及时就医,采取紧急处理措施。

(2)观察患儿是否有胸闷、气促、心悸、易疲劳、呼吸困难等症状。有上述症状者,注意卧床休息,必要时给予吸氧。

(王龙君)

(十一)急性肾小球肾炎

1. 什么是急性肾小球肾炎?

急性肾小球肾炎是以急性肾炎综合征为主要表现的一组原发性肾小球肾炎,简称急性肾炎。急性起病,发病前多有感染史,多发于5~10岁儿童,男童发病率是女童的2倍。

2. 急性肾小球肾炎的病因有哪些?

本病多由A组β-溶血性链球菌中的致肾炎菌株感染后引起,继发于呼吸道和皮肤感染。除β-溶血性链球菌外,金黄色葡萄球菌、肺炎链球菌、流感病毒、腮腺炎病毒、乙型肝炎病毒、肺炎支原体等也可导致急性肾炎。

3. 急性肾小球肾炎的常见症状有哪些?

急性肾小球肾炎发病前1~4周常有急性扁桃体炎、皮肤脓疱病等先驱感染症状,如低热、头晕、恶心、呕吐、食欲减退等,与一般的发热感染没什么区别,家长需要掌握本病特点才能及时发现异常。

(1)水肿　为最常见和最早出现的症状。初期多为眼睑及颜面部水肿,逐渐波及躯干、四肢,重者遍及全身,呈非凹陷性。

(2)血尿　起病几乎都有血尿,轻者仅有镜下血尿,30%~70%患儿有肉眼血尿,呈茶褐色,也可呈洗肉水样。

(3)蛋白尿　程度不等,少数(20%)为大量蛋白尿。

(4)高血压　30%~80%患儿可有高血压,利尿后血压可逐渐恢复正常。

4. 诊断急性肾小球肾炎常做的辅助检查有哪些?

(1)尿液检查　尿中红细胞增多,出现镜下血尿或肉眼血尿,可见红细胞管型,尿沉渣还常见肾小管上皮细胞、白细胞、大量透明和颗粒管型,尿蛋白通常为+~++。

(2)血常规　红细胞计数及血红蛋白可稍低,白细胞计数可正常或增高。

(3)血生化及肾功能检查　血中尿素氮、肌酐增高，血钾升高，白蛋白下降明显，并可伴一定程度的高脂血症。

肉眼血尿

(4)细菌学和血清学检查　发病后可从咽部或皮肤感染灶培养出β-溶血性链球菌。

(5)血补体测定　肾炎病程早期血总补体及血清C3补体下降，8周内逐渐恢复正常。

5. 治疗急性肾小球肾炎常用的药物有哪些？

急性肾小球肾炎是一种自限性疾病，需要及时去除病因、控制感染并对症治疗，防治急性期并发症，保护肾功能，以利肾脏自行修复。常用的对症治疗药物为：

(1)抗菌药物　常用青霉素、头孢菌素类药物。

(2)利尿剂　利尿剂的应用不仅能够达到利尿消肿的目的，且有助于防治并发症。常用的有氢氯噻嗪、螺内酯、呋塞米。

(3)控制血压药　对于增加肾血流量、改善肾功能及预防心脑合并症有益。常用的降压药有硝苯地平、贝那普利、硝普钠。

6. 急性肾小球肾炎服药期间的注意事项有哪些？

(1)注意休息，合理穿衣，避免感冒，不可劳累，以免加重病情。

(2)口服利尿剂一般建议上午服用，白天尿量增加利于排便，夜间药效降低利于睡眠，有消化道反应者可于饭后或进食时服用；要严格遵医嘱用药，不可突然停药；注意观察体重、尿量、水肿的变化并做好记录；长期服用还需定期复查，预防电解质紊乱。

(3)口服降压药时一般从单一用药、小剂量开始，根据血压情况逐步调整，治疗过程中需常检测血压、电解质。

7. 急性肾小球肾炎的预后怎样？

小儿急性肾小球肾炎预后良好。绝大多数患儿2～4周内肉眼血尿消失，尿量增加，水肿消失，血压逐渐恢复，残余少量蛋白尿及镜下血尿多于6个月内消失，少数迁延1～3年，但其中多数仍可恢复。95%的急性链球菌感染后肾炎病例能完全恢复，少于5%的病例可有持续尿异常，死亡病例在1%以下。

8. 如何指导急性肾小球肾炎患儿活动与休息？

（1）起病2周内患儿应卧床休息，待水肿消退、血压降至正常、肉眼血尿消失，可下床在室内适当活动。

（2）血沉正常者可上学，但应避免体育运动和重体力活动。

（3）尿沉渣细胞绝对计数正常后方可恢复体力活动。

9. 如何进行急性肾小球肾炎患儿的饮食管理？

急性肾小球肾炎患儿的饮食管理

家长宜为患儿提供低盐、低脂、优质蛋白饮食，忌辛辣、肥肉、动物油、动物内脏、海鲜，多吃含维生素丰富的蔬菜和水果，少吃豆制品、牛羊肉、蘑菇等。一般宜选择优质蛋白饮食，如淡水鱼、鸡肉、瘦肉、排骨、鸡蛋等。

对于水肿、高血压、尿少的患儿，应适当限制盐和水的摄入，忌食胡椒、芥末、咖喱、辣椒等强烈调味品，食盐以60 mg/(kg · d)为宜，水分一般以不显性失水加尿量计算；有氮质血症的患儿应适当限制蛋白，可给优质动物蛋白0.5 g/(kg · d)，当尿量增多、氮质血症消除后可恢复蛋白质供给，以保证儿童生长发育的需要。

10. 护理急性肾小球肾炎患儿应主要观察哪些病情变化？

因急性肾小球肾炎病程较长，常迁延数月，家长日常护理患儿需要注意：

（1）观察患儿水肿有无消退或减轻，每日观察体重有无减轻、腹围有无缩小；观察尿量、尿色。患儿尿量增加，肉眼血尿消失，提示病情好转；如尿量持续减少，出现头痛、恶心、呕吐等，要及时告知医护人员，警惕急性肾功能衰竭的发生，及时纠正水、电解质和酸碱平衡紊乱。

（2）观察患儿血压变化，如突然血压增高，出现剧烈头痛、呕吐、头晕眼花等，提示高血压脑病，应立即报告医护人员，必要时给予患儿镇静剂、脱水剂等药物治疗。

(3)观察患儿有无咳嗽及粉红色泡沫痰，观察呼吸、心率、心律或脉率变化，警惕严重循环充血的发生。

（明静祎）

(十二)肾病综合征

1. 什么是肾病综合征?

说到肾病，很多人都想不到小孩子也有可能会患这种病。肾病综合征简称肾病，是一组多种原因所致肾小球基底膜通透性增加，导致大量血浆蛋白自尿丢失而引起的一种临床综合征。肾病综合征是小儿时期泌尿系统的常见病，且部分患儿多次反复，病程迁延，严重影响小儿健康。

2. 肾病综合征的病因及分类有哪些?

病因及发病机制目前尚不明确。按临床表现可分为单纯性肾病和肾炎性肾病，单纯性肾病的发病可能与免疫功能紊乱有关，肾炎性肾病可能与免疫损伤、遗传及环境有关。

按病因分类可分为先天性、原发性和继发性，按糖皮质激素反应可分为激素敏感、激素部分敏感、激素不敏感。

3. 肾病综合征主要表现有哪些?

肾病综合征并不是一种疾病的名称，它是一组临床疾病症候群，最基本的表现是“三高一低”，即：

(1)蛋白尿　是诊断儿童肾病综合征的可靠指标之一。

(2)低蛋白血症　大量血浆白蛋白自尿中丢失是低蛋白血症的主要原因。

(3)水肿　几乎所有肾病综合征患儿都可出现程度不同的水肿，始自眼睑、颜面，渐及四肢全身，也常因水肿引发家长重视而就诊。

(4)高脂血症　肾病综合征患儿脂类代谢异常，出现血清总胆固醇、三酰甘油、低密度脂蛋白、极低密度脂蛋白增高，形成高脂血症。

4. 肾病综合征常用的辅助检查有哪些?

(1)尿液检查　尿蛋白明显增多。尿蛋白定性：+++ ~ ++++。尿蛋白定量：24 小时尿蛋白定量≥50 mg/(kg · d)。

(2)血液检查　血浆白蛋白下降明显，血清胆固醇多明显增高，肾功能一般正常。

(3)经皮肾穿刺组织病理学检查　一般初发病例不需行肾穿刺活组织病理学检查。对激素耐药、经常复发、激素依赖等患儿，应做活检以明确病理类型，指导治疗。

5. 尿蛋白试纸的使用方法是什么?

家长应正确掌握尿蛋白试纸的使用方法。首先查看试纸的有效期，后洗手并戴手套，取出尿蛋白分析试纸并盖好瓶盖，勿用手指触摸试纸格；将试纸浸入患儿尿液样本中，确保覆盖所有试纸格，浸泡 2 秒后取出试纸，同时将试纸的边缘靠在样本容器的边缘(瓶口)去除多余尿液；等待 60 秒后将试纸格与瓶上的颜色图表进行比较，读取结果；最后脱下手套并洗手、记录。

6. 治疗肾病综合征常用的药物有哪些?

儿童肾病综合征大多数跟免疫系统功能紊乱有关，常用的治疗药物有：

(1)糖皮质激素　为治疗肾病综合征的首选药物，如泼尼松、地塞米松、氢化可的松。

(2)钙剂和维生素 D　肾病患儿血中维生素 D 结合蛋白由尿中丢失，体内维生素 D 不足，影响钙吸收，应补充足够的钙剂和维生素 D。

(3)抗凝治疗　如肝素、双嘧达莫等可防治血小板聚集，预防血栓形成。

(4)利尿剂　不作为常规用药，但对于高度水肿、合并皮肤感染、高血压、激素不敏感者需要使用利尿剂，常用的有氢氯噻嗪、螺内酯、呋塞米。

(5)免疫抑制剂　适用于激素部分敏感、耐药、依赖及复发的病例，如环磷酰胺、环孢素 A。

(6)其他　如免疫调节剂、血管紧张素转换酶抑制剂、中医药治疗等。

7. 常用药物的副作用及服药注意事项有哪些？

一提到激素类药物治疗，很多家长最担心的就是副作用。了解激素的副作用及服药注意事项很有必要。

长期服用糖皮质激素的注意事项

(1)糖皮质激素是治疗肾病综合征最常用的首选用药，它的副作用有：①出现体重增加和情绪波动，体重增加开始主要是由水在体内潴留引起的，后来是因为糖皮质激素增进患儿的食欲引起脂肪的堆积。有些患儿服用糖皮质激素后会感到快乐和情绪高涨，有些患儿却会觉得悲伤、焦虑或消沉，紧张或者失眠。②连续服药数周以上的患儿，会有轻度的四肢无力、脱发或毛发生长过快，面型变圆（满月脸），皮肤易破、伤口不易愈合；儿童或青少年出现生长发育迟缓和骨质疏松。③对于服药数周到数月的患儿，特别是应用中到大剂量者，偶尔会出现血压、血糖升高，皮肤红或紫色斑纹，恶心、呕吐、腹痛、胃溃疡等消化道不适症状。④长期服用中等以上剂量糖皮质激素的患儿，个别会出现一些较少见的不良反应，如骨质疏松、免疫力下降导致严重感染等。

(2)糖皮质激素服药需注意：①按医嘱服药，除非有医生的特别指示，不要自行加、减药量或停药。②定期到医院复查，以便预防不良反应或及早发现不良反应的发生。如果患儿出现高热、寒战、发抖、严重的关节痛或骨痛、持续的视力模糊、严重的肌无力、情绪或行为异常等症状，应及时就医。③养成健康的饮食习惯，少吃油腻、高盐的食物，摄入足够的钙和维生素 D，减少糖类的摄入。④适当锻炼保持骨骼肌肉健康，锻炼时要量力而行，不要过度疲劳。

8. 什么是肾病综合征复发或反复？

复发是目前肾病综合征治疗的主要难题之一，据统计儿童肾病综合征的复发率大约为 75%。

尿蛋白转阴后，停用激素4周以上，检测晨尿蛋白又由阴性转为≥+++连续3天，或24小时尿蛋白定量≥50 mg/kg，或尿蛋白/肌酐(mg/mg)≥2.0为复发。如在激素用药过程中出现上述变化为反复。半年内复发或反复≥2次，1年内≥3次称为频繁复发/反复。

9. 如何指导肾病综合征患儿活动与休息？

一旦患病，很多患儿家长担心活动会加重病情，其实肾病综合征患儿一般不需要严格限制活动，无高度水肿、低血容量及感染的患儿不需卧床休息。严重水肿和高血压时患儿需卧床休息，以减轻心脏和肾脏的负担，即使卧床也应在床上经常变换体位，以防发生静脉血栓等并发症。病情缓解后可逐渐增加活动量，缓解3~6个月后可逐渐参加学习，但不要过度劳累，以免病情复发。在校儿童肾病活动期应休学。

10. 肾病综合征患儿饮食该怎么吃？

一般患儿不需要特别限制饮食，但消化道黏膜水肿使消化能力减弱时，家长应注意给予患儿易消化的饮食，减轻消化道负担，如优质蛋白质（乳类、蛋、鱼、家禽等）、少脂肪、足量糖类及高维生素饮食。激素治疗过程中食欲增加者应适当控制食量。

(1)热量　总热量依年龄不同而不同。其中糖类占40%~60%，一般为多糖和纤维，可增加富含可溶性纤维的食物，如燕麦、米糠及豆类等。

(2)脂肪　为减轻高脂血症应少食动物脂肪，以植物性脂肪为宜。脂肪摄入量一般为2~4 g/(kg·d)，植物油占50%。

(3)蛋白质　大量蛋白尿期间蛋白质摄入量不宜过多，高蛋白膳食虽然使体内合成蛋白质增加，但其分解及尿中排出增加，并可能使肾小球硬化。患儿蛋白质供给以1.5~2.0 g/(kg·d)为宜，三餐中蛋白质的分配宜重点放在晚餐。尿蛋白消失后长期用糖皮质激素治疗期间应多补充蛋白质，因糖皮质激素可使机体蛋白质分解代谢增强，出现负氮平衡。

(4)水和盐　一般不必限制水，但水肿时应限制钠盐的摄入，一般为1~2 g/d，严重水肿时则应<1 g/d，待水肿明显好转应逐渐增加食盐摄入量。

(5)维生素 D 和钙　足量激素治疗时每天给予维生素 D 400 IU,钙 800 ~ 1 200 mg。

11. 肾病综合征患儿该如何进行皮肤护理?

由于患儿高度水肿致皮肤张力增加,皮下血液循环不良,加之营养不良及使用激素等,皮肤容易受损及感染,家长应注意保持患儿皮肤清洁、干燥,及时更换内衣;保持床铺清洁、整齐,被褥松软,经常翻身;水肿严重时,臀部和四肢受压部位衬棉圈或用气垫床;每日用温水擦洗皮肤,以促进血液循环,擦洗时要严防皮肤破损;皮肤破损者可用碘伏消毒,预防感染。

阴囊也是水肿患儿需要防护的重点。水肿的阴囊可用棉垫或吊带托起,特别是在下床活动时,应用三角巾托起阴囊,防止阴囊下坠加重水肿或摩擦而致损伤。绝对卧床时,阴囊下置水囊托起阴囊,经常更换体位,避免局部受压过久而致淤血、破损。

12. 肾病综合征患儿该如何预防感染?

(1)患儿由于免疫力低下易继发感染,而感染常使病情加重或复发,严重感染甚至可危及患儿生命。应向患儿及家长解释预防感染的重要性,尽量避免到人多的公共场所。

(2)做好保护性隔离,房间勤开窗通风,外出时戴口罩。

(3)加强皮肤护理。

(4)做好会阴部清洁,每日用3%硼酸坐浴 1 ~ 2 次,以防尿路感染。

(5)严重水肿者应尽量避免肌内注射,以防药液外渗,导致局部潮湿、糜烂或感染。

(6)注意监测体温、血常规等,及时发现感染灶,发生感染者给予抗生素治疗。

13. 如何为肾病综合征患儿提供心理支持?

由于肾病综合征治疗时间长,易复发及反复,不仅在身体上给患儿带来极大的伤害,也会在心理上给患儿带来较深的创伤。家长需充分了解患儿的心理状态，感受孩子的喜怒哀乐。关心、爱护患儿，多与患儿交谈，引导患儿说出心里的焦虑，同时给予患儿应有的心理支持，保证患儿以良好的情绪投入治疗。也可以让患儿选择喜欢的家属陪伴，使其依恋情感得到充分满足。在恢复期还可与患儿共同参与一些轻松的娱乐活动，适当安排一定的学习，以增强患儿信心，积极配合治疗，争取早日康复。活动时注意安全，避免奔跑、打闹，以防摔伤、骨折等。

（明静祎）

（十三）尿道下裂

1. 什么是尿道下裂?

尿道下裂是一种男性尿道开口位置异常的先天缺陷性疾病，尿道口不在阴茎头的顶端，而在正常尿道口至会阴部的连线上，多位于阴茎的腹侧，是小儿泌尿系统中常见的畸形（图 2-2）。当尿道开口于阴茎的背侧时，称为尿道上裂。

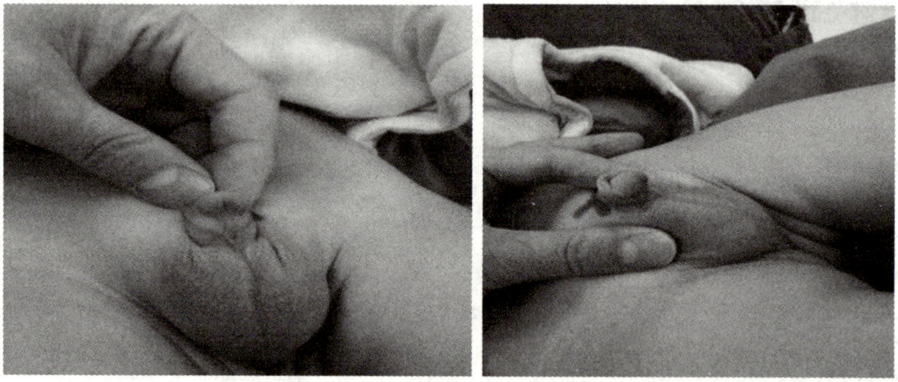

图 2-2 尿道下裂

2. 尿道下裂常见的病因有哪些?

尿道下裂在全球的发病率有增高的趋势。病因尚不完全明确,可能与一个或多个因素有关,如胎儿睾丸雄激素的产生异常、胎儿睾丸细胞的过早退化引起雄激素刺激的过早终止、发育中外生殖器的靶组织对雄激素的敏感性受限、睾酮和(或)双清睾酮合成不足、雄激素受体的质量和数量有缺陷等。

3. 尿道下裂有哪些分型?

按尿道口部位分布不同分为4型:阴茎头型、阴茎体型、阴茎阴囊型、会阴型。阴茎头型尿道口位于包皮系带部,多呈裂隙状,一般仅伴有轻度阴茎弯曲,多不影响性生活及生育;阴茎体型尿道口位于阴茎腹侧从冠状沟到阴囊阴茎交接处之间,伴有阴茎弯曲;阴茎阴囊型尿道口位于阴茎根部与阴囊交接处,常伴有阴囊分裂,阴茎弯曲严重;会阴型尿道外口位于会阴部,阴囊分裂,发育不全,阴茎短小而弯曲,常误诊为女性。

4. 尿道下裂常见的症状有哪些?

尿道下裂并不是尿道口裂开了或者是尿道裂开了,而是胚胎时期尿道发育障碍,导致一段尿道没长出来,宝宝出生后看到的是排尿口位置异常。阴茎头型尿道下裂尿道缺损只是在龟头那一段,只差几毫米,可以正常排尿及进行正常性生活,一般无须手术治疗。阴茎体型、阴茎阴囊型、会阴型则因缺损更远,患儿无法站立排尿,易尿湿裤子,多采用蹲位排尿,且常伴有阴茎下弯畸形,不能进行正常性生活,需要手术治疗。

5. 诊断尿道下裂常用的辅助检查有哪些?

诊断多靠体格检查,如有严重的阴茎下弯、双侧隐睾、两性畸形,需要检查染色体、尿17-酮类固醇排泄量、腹部超声、腹腔镜等以确定性别和性器官。

6. 尿道下裂的手术治疗方法是什么？

因为尿道下裂是一种先天性畸形，不像发热吃退热药一样，不会像家长所期待的那样自己长好，必须通过手术治疗。目前“阴茎下弯矫正+尿道成形术”是治疗尿道下裂的唯一方法。手术目的是充分矫正阴茎下弯，使外观及尿道口位置接近正常。到目前为止，在国内外医学领域，尿道下裂的治疗仍是有相当难度的，需要有经验的专科医生治疗，部分患儿需要两次或多次手术才能达到最终目的。手术一般选在 1 岁后至学龄前期完成，以减轻患儿的心理负担。

7. 尿道下裂围手术期护理注意事项有哪些？

术前注意用肥皂水清洁阴茎及包皮内的皮肤，防止术后感染；术前晚使用开塞露通便，防止手术中麻醉引起肠道松弛，导致大便对手术区域的污染；为大龄孩子讲解病情并给予心理支持。

术后需要留置尿管 1～2 周，家长需加强患儿照护，避免尿管脱落；观察切口处有无渗血、阴茎头的血运情况、阴囊皮肤有无水肿等；让孩子多饮水，避免尿管堵塞及泌尿系统感染，术后 2 周内应进食粗纤维食物，保持大便通畅，排便困难时应使用开塞露帮助排便，防止用力排便时切口渗血。年长儿术后注意预防阴茎勃起，避免观看黄色书刊及视频，注意转移患儿注意力，必要时遵医嘱使用雌激素类药物，预防阴茎勃起，减轻疼痛。学龄期或青春期患儿往往有自卑心理，注意心理疏导，减轻心理压力。

（十四）缺铁性贫血

1. 什么是缺铁性贫血？

缺铁性贫血是体内铁缺乏导致血红蛋白合成减少而发生的一种小细胞低色素性贫血。缺铁性贫血是小儿最常见的一种贫血，以 6 个月至 2 岁发病率最高。一般血红蛋白值新生儿<145 g/L、1～4 个月<90 g/L、4～6 个月<100 g/L、6 个月至 6 岁<110 g/L、6 岁以上<120 g/L 称为贫血。

2. 缺铁性贫血的原因有哪些?

(1)先天储铁不足　正常足月婴儿出生时从母亲获得的储备铁可维持4个月的生长发育需要,早产儿、双胎或多胎、低体重儿、母亲患严重缺铁性贫血均可使胎儿储铁减少。孕期补铁可有效降低早产儿和低出生体重儿的发生率。

(2)铁的摄入不足　正常情况下铁主要来自食物,人乳和牛乳中含铁量均低,长期单纯人、牛乳喂养均可导致缺铁,婴儿未及时添加辅食及年长儿偏食、挑食等饮食习惯均可导致铁摄入量不足。

(3)铁的吸收不良　食物搭配不合理可致铁吸收减少,茶叶、药物等抑制铁的吸收,吸收不良综合征、持续严重的腹泻、胃肠炎、胃部切除术后、非炎症肠道疾病等可致排泄增加而吸收不良。

(4)生长发育快　婴儿期和青春期是人体的快速生长期,需铁量增加,如不注意补充铁,易导致缺铁。孕妇在孕期因细胞数量增加,胎儿生长需要及分娩时出血也会使铁的需求量增加。

(5)铁丢失过多　与疾病引起铁丢失过多有关(婴儿因牛奶蛋白引起的小肠出血最常见)。

3. 缺铁性贫血的主要表现有哪些?

缺铁性贫血是世界上最常见的一种营养缺乏病,严重危害着儿童的身体健康,家长需要掌握其主要表现,及早干预治疗。

(1)一般表现　常见表现有皮肤黏膜苍白(以唇、口腔黏膜及甲床较明显)、食欲减退、烦躁不安、注意力不集中、易疲乏、不爱活动,年长儿可诉头晕、眼前发黑、耳鸣等,体重不增或增长缓慢。

(2)特殊表现　可出现毛发干枯,指(趾)甲扁平,薄脆易断,重度者呈匙状甲。长期缺铁可有舌炎、口角炎、吞咽困难、舌乳头萎缩,严重者恶心、厌食,少数患儿有异食癖,嗜食泥土、纸张、淀粉、冰块等。

(3)非造血系统表现　①消化系统:恶心、厌食、异食。②神经系统:常有烦躁、易激怒、活动减少、萎靡不振、行为异常,婴幼儿生长发育迟缓,学龄期儿童有注意力不集中、记忆力减退、灵活性差、认知和活动能力下降、视盘水肿，严重者视网膜出血及渗出。③运动系统：缺铁性贫血使得患儿运动中易感到疲劳，且不利于骨折愈合。④免疫系统：缺铁性贫血使免疫功能下降，易发生反复呼吸道感染。

4. 怀疑缺铁性贫血需要做哪些检查?

（1）血常规　定期带孩子到医院进行体格检查，检测血红蛋白、红细胞等，以早期发现，及时治疗。

（2）骨髓穿刺检查　用于鉴别诊断时，观察细胞活跃种类及细胞数。

5. 如何治疗缺铁性贫血?

（1）去除病因　积极治疗慢性失血性疾病，如鼻出血、月经量过多、寄生虫感染等。

（2）饮食疗法　喂养不当者应改善饮食，纠正不良的饮食习惯，合理喂养，及时添加含铁丰富的食物及含维生素 C 的食物，以增加铁的吸收。

（3）铁剂疗法　尽量给予口服铁剂治疗。对于口服铁剂发生严重不良反应者，经调整剂量和对症处理仍不能坚持口服者，长期腹泻、呕吐或胃肠手术等严重影响胃肠对铁的吸收者，给予注射铁剂（注射铁剂较容易发生不良反应甚至发生过敏反应，所以能口服者尽量不选择注射铁剂）。

（4）输注红细胞　贫血严重，尤其是发生心力衰竭者、合并感染或急需外科手术者需考虑输血。输血时应注意输注的量和速度，贫血越严重，每次输注量应越少。速度宜慢，以免发生心功能不全。

6. 缺铁性贫血患儿该如何安排活动与休息?

（1）轻中度贫血　不需卧床休息，不必严格限制日常活动，但应避免剧烈运动，活动间歇充分休息，保证充足睡眠。

（2）重度贫血　应制定活动强度、活动持续时间及休息方式，以不感到疲乏为度，特别是活动后出现心悸、气短、缺氧的患儿应严格限制活动量，必要时卧床休息，给予吸氧，家属应细心观察患儿体力活动消耗。

7. 如何为缺铁性贫血患儿进行饮食护理?

(1)纠正不良饮食习惯　如用未加热的鲜牛奶喂养婴儿,避免偏食、挑食。

(2)多食富含铁的食物　婴儿提倡母乳喂养,人乳含铁虽少,但吸收率高。对于奶粉喂养的患儿,应选用铁强化配方奶粉,婴儿6个月后应逐渐减少奶的摄入量,添加含铁丰富的食物(如动物肝脏、动物血、鸡蛋、木耳、鱼、瘦肉、绿色蔬菜、水果等)。

(3)合理搭配饮食　果糖、维生素C可促进铁的吸收,可与铁剂、含铁食物同时服用;牛奶、蛋类、咖啡、茶等食物不利于铁的吸收。

(4)增加食欲　经常更换饮食品种,注意色、香、味以增加孩子的食欲。

(5)其他　进食易消化食品,用铁锅炒菜、煮饭。

8. 服用铁剂的病情观察及注意事项有哪些?

对于缺铁性贫血的孩子,需要补充铁剂,家长应将药物放在患儿不能触及的地方且不能存放过多,以免误服过量中毒。口服铁剂可出现胃部不适、疼痛、恶心、呕吐等胃肠道症状,所以铁剂应从小剂量开始,在饭中或饭后服用,以减少对胃肠道的刺激,并有利于铁的吸收;胃肠道症状较重时,应从小剂量铁剂开始;服用液体铁剂应用吸管,服后漱口,避免染黑牙齿。服用铁剂后排出粪便颜色呈黑色,大便隐血呈阳性,家长不必紧张,停药后即可恢复。服用铁剂时同服果糖、维生素C可促进铁的吸收。一般服用铁剂后12～24小时贫血症状好转,烦躁减轻,食欲增加。如服药3～4周仍无效,应查找原因,是否有剂量不足、药物不良反应、导致铁不足的因素继续存在等。

9. 如何预防缺铁性贫血?

对于缺铁性贫血,最重要的还是预防,尤其要做好儿童的合理喂养及纠正不良饮食习惯,定期健康检查。

(1)合理喂养　多食含铁丰富的饮食,婴儿提倡母乳喂养,6个月后慢慢减少奶的摄入量,及时添加含铁丰富且吸收率高的食物(动物肝脏、动物血、瘦肉、大豆等)。

(2)纠正不良饮食习惯　纠正孩子偏食、挑食的不良饮食习惯,给年长儿讲解缺铁的危害并指导合理饮食，鼓励多吃瘦肉类、蛋类及含维生素 C 丰富的蔬菜、水果。

（向明丽）

（十五）白血病

1. 什么是白血病？

白血病这个字眼，大家听到最多的地方恐怕就是在电影、电视里了，尤其是在韩剧里，主角常因这个“不治之症”而悲情落幕。现实生活中，白血病也并不少见。白血病俗称“血癌”，是造血组织中某一细胞系统过度增生、进入血流并浸润到各个组织和器官，而引起的造血系统的恶性增生性疾病。白血病是儿童时期最为常见的恶性肿瘤，任何年龄均可发病，以学龄前期多见，男性发病率高于女性。儿童以急性白血病多见，占 90%～95%。

根据增生细胞种类不同，可分为急性淋巴细胞白血病（简称急淋）和急性非淋巴细胞白血病（简称急非淋）。儿童以急性淋巴细胞白血病发病率最高，占 70%～85%。

2. 白血病的病因有哪些？

目前白血病病因尚不完全清楚，可能与病毒感染、物理和化学因素、电离辐射、放射、核辐射等有关。白血病不属于遗传性疾病，但与遗传有关，如果家族中有多发性恶性肿瘤，其白血病的发病率明显高于普通儿童。

3. 白血病有哪些表现？

家长应多了解一些白血病的症状表现，早期发现至关重要。

（1）发热　多数患儿起病时即有发热，一般不伴寒战，抗生素治疗无效，持续高热提示感染，常见感染有呼吸道炎、齿龈炎、皮肤疖肿、肾盂肾炎和败血症等。

(2)出血　以皮肤、黏膜出血多见,表现为紫癜、瘀斑、鼻出血、消化道出血和血尿。

(3)贫血　出现较早,并随病情发展进行性加重,表现为苍白、乏力、食欲低下、活动后气促等。

(4)白血病细胞浸润引起的症状和体征　肝脾淋巴结肿大时可有压痛,纵隔淋巴结肿大时可出现呛咳、呼吸困难等,急性淋巴细胞白血病骨髓腔浸润时还会出现骨和关节疼痛。

4. 怀疑白血病需做哪些检查?

(1)血液检查　血常规、外周血涂片、肝肾功能等。

(2)骨髓穿刺检查　是确立诊断和判定疗效的重要依据。

(3)其他检查　组织化学染色、白血病免疫分型、基因检查、染色体检查等。

5. 白血病的治疗方法有哪些?

(1)以化疗为主的综合治疗　目的是杀灭白血病细胞,解除白血病细胞浸润引起的症状,使病情缓解并巩固治疗效果,以至治愈。原则是早诊断、早治疗。

(2)支持治疗　预防感染、高尿酸血症及骨髓抑制,给予营养支持及成分输血。

(3)造血干细胞移植　是治愈多种造血系统良恶性疾病及部分非血液系统疾病的重要手段之一,不仅可提高患儿的长期生存率,还可能根治白血病。持续完全缓解 2~3 年者可停止治疗,停药后需追踪观察数年。

6. 如何安排白血病患儿的饮食?

白血病患儿长期接受高强度的化疗,胃黏膜相当脆弱,对饮食要求也极其苛刻,家长应给予高蛋白、高维生素、清淡、易消化的饮食,以半流质为主,食物应干净、新鲜、易消化,需煮熟后进食。避免腌制、生冷饮食,避免粗糙、生硬、甜腻、坚硬带刺食物。多饮水,少量多餐,减轻胃肠道负担。鼓励患儿主动进食，注意食物色、香、味搭配，使用温和调味料，营造温馨、愉快的进餐环境。进食后注意餐具的清洁、消毒。

7. 白血病患儿如何预防感染？

白血病患儿感染的预防

白血病患儿免疫力十分低下，家长需要精心照护才能帮助孩子早日康复。

（1）勤洗手　接触患儿前应洗手，培养孩子良好的洗手习惯。

（2）测量体温　至少每日 2 次。

（3）口腔感染的预防　晨起、睡前用软毛牙刷刷牙，进餐前后用温水或生理盐水漱口，使用易损伤黏膜的化疗药时可使用氯己定等漱口液漱口，并可增加漱口的频次，每日检查口腔、牙龈、舌。

（4）皮肤感染的预防　保持全身皮肤清洁，穿柔软衣物，勤剪指甲。

（5）肛周感染的预防　大便后、睡前注意用流动水清洗肛周，进食易消化食物，多饮水，保持大便通畅。

（6）呼吸系统感染的预防　室内应保持空气清新，经常开窗通风，避免对流风。限制探视，避免接触呼吸系统感染患者，根据天气合理增减衣物。

（7）消化系统感染的预防　注意饮食及餐具卫生，多进熟食，少食多餐，减轻胃肠道负担。

（8）泌尿系统感染的预防　多饮水，保持会阴部清洁，睡前用流动水清洗。

（9）导管相关感染的预防　留置导管者，按时更换导管、敷料及消毒、维护。

8. 白血病患儿如何预防出血？

白血病属于恶性血液系统疾病，具有易出血的特点，患儿需卧床休息，但一般不需要绝对卧床。对于长期卧床的患儿，应保持衣物、皮肤清洁，常更换体位，预防压疮，勿用牙签剔牙，勿挖鼻孔，勿玩锐利器具，勿食坚硬带刺的食物，穿刺后充分按压穿刺部位，保持大便通畅，宜用软毛牙刷或海绵，以免损伤口腔黏膜及牙龈，避免剧烈活动、磕碰，预防出血。

9. 化疗药物主要副作用有哪些？如何缓解？

目前对于白血病的治疗，化疗是一种重要的手段，它在杀灭肿瘤细胞的同时，对正常身体也有很大的副作用。

（1）骨髓抑制　监测血常规，及时防治感染，观察有无出血倾向和贫血表现。

（2）恶心、呕吐　严重者用药前半小时给予止吐药。

（3）口腔溃疡　给予清淡、易消化的流质或半流质饮食，疼痛明显者给予局部麻醉药或敷溃疡膜、溃疡糊剂。

（4）出血性膀胱炎　鼓励患儿多饮温开水，尤其是应用环磷酰胺者。

（5）脱发　应用化疗药物时，提前告知年长儿及家属备好帽子、围巾。

（6）满月脸及情绪变化　勿嘲笑或讽刺患儿，应用糖皮质激素需告知年长儿及家属待停药后会消失。

（7）血管损害　有计划地使用血管，对于应用化疗药的患儿尽量应用深静脉，避免药物外渗，减少对血管的损伤，如经外周静脉穿刺的中心静脉导管（PICC）、输液港等。

10. 白血病患儿置入 PICC 后需注意什么？

化疗在恶性肿瘤的治疗中占有重要的地位，绝大多数化疗药物对静脉都有损伤，因此白血病患儿一般会置入 PICC 并通过其给药化疗，家长应详细掌握其护理特点。

（1）嘱咐患儿不要玩弄 PICC 体外部分，以免损伤导管或把导管拉出体外。

（2）带 PICC 不影响一般的日常活动，但需避免使用带有 PICC 一侧的手臂提过重的物品等，不用这一侧手臂做引体向上、推举哑铃等负重锻炼，并需避免游泳等长时间浸泡穿刺部位的活动。

什么是 PICC？为什么要穿刺 PICC？

（3）保持穿刺部位清洁干燥，不擅自撕下贴膜，贴膜有卷曲、松动，贴膜下有汗液时需及时到医院消毒并更换敷料。

（4）置入 PICC 的患儿可以淋浴，但应避免盆浴。淋浴前用塑料保鲜膜在置管部位缠绕 2 ~ 3 圈，上下边缘用胶布贴紧，淋浴后检查贴膜下有无浸水，如有浸水应及时更换贴膜。

（5）注意观察针眼周围有无发红、疼痛、肿胀、渗出，如有异常及时就诊。

（6）治疗间歇期按要求定期带孩子进行冲洗、敷料更换、输液接头更换等维护。

11. 如何为白血病患儿提供心理支持？

白血病的治疗往往时间较长，坚强且充满爱心的家长是患儿治疗白血病的坚强后盾和保障。家长应做到：

（1）关心孩子，指导年长儿了解治疗进展，增强战胜疾病的信心。

（2）耐心解释化疗是治疗白血病的重要手段，减轻孩子恐惧心理，使孩子积极配合治疗。

（3）多与其他患儿及家长沟通与交流，缓解孩子及自身心理压力。

（向明丽）

（十六）化脓性脑膜炎

1. 什么是化脓性脑膜炎？

神经系统支配着我们的思想和行为，所以有人体"司令部"的美称。作为全世界发病率和病死率较高的疾病之一，化脓性脑膜炎是各种化脓性细菌引起的急性脑膜炎症，是儿童尤其婴幼儿时期常见的中枢神经系统感染性疾病。90%的化脓性脑膜炎患儿为 5 岁以下儿童，1 岁以下是患病的高峰年龄，流感嗜血杆菌引起的化脓性脑膜炎多集中在 2 个月至 2 岁儿童。

2. 引起化脓性脑膜炎的病因有哪些？

（1）感染　引起化脓性脑膜炎的病原菌种类多样，如脑膜炎双球菌、肺炎链球菌、流感嗜血杆菌、大肠埃希菌、B 族溶血性链球菌和葡萄球菌等。

(2)机体免疫状态　儿童机体免疫力较弱,血脑屏障功能发育不完善是儿童易发生化脓性脑膜炎的主要原因。

3. 化脓性脑膜炎有哪些表现?

家长如果发现患儿有如下表现,需要警惕并立即就医。

(1)感染中毒及急性脑功能障碍症状　包括发热、烦躁不安和进行性加重的意识障碍。随着病情的加重,患儿逐渐从精神萎靡、嗜睡、昏睡、浅昏迷到深度昏迷。约30%的患儿有反复的全身或局限性惊厥发作(通常所说的抽筋)。

(2)颅内高压　主要表现有头痛、呕吐,婴儿则有前囟饱满与张力增高、头围增大等。合并脑疝时,则有呼吸不规则、突然意识障碍加重及瞳孔不等大等体征。

(3)脑膜刺激征　以颈项强直(脖子硬)最常见。

(4)年龄小于3个月的婴儿和新生儿化脓性脑膜炎表现多不典型　如:①体温可高可低或不发热,甚至体温不升;②颅内压增高表现可不明显,婴儿不会诉头痛,可能仅有吐奶、尖叫或者颅缝分离;③惊厥可不典型,如仅见面部、肢体局灶或多灶性抽动、局部或全身性肌阵挛,或仅仅表现为眨眼、呼吸不规律、屏气等各种不明显发作。

4. 化脓性脑膜炎常见的并发症有哪些?

(1)硬膜下积液　化脓性脑膜炎在积极治疗过程中体温不降或退而复升,病程中出现进行性前囟饱满、颅缝分离、头围增大、呕吐、惊厥、意识障碍等。

(2)脑室管膜炎　表现为病情较重,发热持续不退、频繁惊厥,甚至出现呼吸衰竭。

(3)抗利尿激素异常分泌综合征　可引起脑性低钠血症,并加重脑水肿及意识障碍。

(4)脑积水　发生脑积水后,患儿出现烦躁不安、嗜睡、呕吐、惊厥发作,头颅进行性增大、颅缝分离、前囟扩大饱满、头皮静脉扩张。

(5)各种神经功能障碍　由于炎症波及耳蜗迷路,10% ~ 30% 的患儿并发神经性耳聋。

(6)其他　如智力低下、脑性瘫痪、癫痫和行为异常等。

5. 怀疑化脓性脑膜炎需做哪些检查?

(1)外周血常规　白细胞总数大多明显增高,但在感染严重或不规则治疗的时候,有可能出现白细胞总数减少。

(2)脑脊液检查　是确诊本病的重要依据。典型病例表现为压力增高,外观混浊似米汤样,白细胞总数显著增多,含糖量常有明显降低,蛋白含量显著增高。

(3)其他检查　血培养,皮肤瘀点、瘀斑涂片,局部病灶分泌物培养,影像学检查。

6. 得了化脓性脑膜炎如何治疗?

化脓性脑膜炎的病死率及致残率较高,及时有效的治疗对预后很重要。

(1)抗生素治疗　及早、足量使用对病原菌敏感且易透过血脑屏障的抗生素,如头孢曲松钠、头孢噻肟等。

(2)肾上腺皮质激素应用　抑制炎症因子的产生,减轻脑水肿及颅内高压等症状。

(3)对症和支持治疗　高热时使用退热药物,颅内压增高时降颅压,惊厥发作时镇静止惊等。

7. 如何对化脓性脑膜炎患儿进行日常生活护理?

(1)环境与休息　保持房间安静、整洁,每日开窗通风 3 ~ 4 次;取舒适的体位,有头痛、呕吐等颅内高压症状时,可抬高床头;避免声光刺激,以利于患儿睡眠。

(2)活动　高热患儿需卧床休息,注意观察体温变化,必要时给予物理降温或药物降温。注意患儿安全,烦躁或抽搐时使用床档,加强看护,防止坠床。抽搐时不要用力按压肢体,防止脱臼、骨折,将压舌板或筷子放至患儿口腔一侧上下臼齿间防止舌咬伤。

8. 如何为化脓性脑膜炎患儿进行饮食护理?

可给予高热量、高蛋白、高维生素、易消化的清淡饮食,如鸡蛋、牛奶、鱼类、水果、蔬菜等。对于频繁呕吐者,应注意观察呕吐情况,给予耐心的喂养,少量多餐,防止呕吐发生;对于清醒的患儿,鼓励其多饮水;对于意识障碍的患儿,应给予静脉高营养或鼻饲,静脉补液,维持水、电解质平衡。

9. 如何做好化脓性脑膜炎患儿的安全管理?

(1)注意安全防护,频繁呕吐患儿应注意头偏向一侧,以防误吸。惊厥发作时,给予口腔保护,防止舌咬伤,拉好床档,防止坠床。

(2)注意观察患儿意识、呼吸等变化,发现异常及时就医。

(3)肢体功能障碍、长期卧床患儿,家长应定时为患儿翻身按摩及进行肢体功能锻炼,预防压疮、肌肉萎缩等。

(王红歌)

(十七)癫痫

1. 什么是癫痫?

癫痫俗称“羊角风”或“羊癫风”,是由多种原因引起的一种脑部慢性病,是脑内神经元反复发作性异常放电导致突发性、暂时性脑功能失常,临床出现意识、运动、感觉、精神或自主神经运动障碍。儿童患病率较高,多在10岁以内发病。

2. 什么原因会导致癫痫?

癫痫作为神经科最常见也是最复杂的疾病之一,现阶段发现的能造成这一脑部神经疾病的因素有:

(1)遗传因素　原发性癫痫的近亲中，癫痫的患病率为1%～6%，高于普通人群。继发性癫痫的近亲中癫痫患病率为1.5%，也高于一般人群。

(2)脑部疾病　脑部先天性疾病(如小头畸形、脑积水等)、颅脑外伤(如产伤等)、颅内感染(如脑炎、脑膜炎等)、脑血管疾病(如脑血管畸形等)都可导致癫痫。

(3)全身性疾病　脑缺氧、热性惊厥、遗传性疾病(苯丙酮尿症等)、药物或农药中毒等全身性疾病也可导致癫痫。

(4)其他　进食过量、饥饿、疲劳、睡眠不足、过度换气、预防接种等均可能成为某些癫痫的诱发因素。

3. 癫痫有哪些表现?

癫痫的临床表现

癫痫具有反复发作、突发突止的特点，没有什么明确可循的规律，很难提前预测是否会发生癫痫发作，所以家长可以根据孩子的日常表现来判断。

(1)局灶性或部分发作　①简单部分性发作：意识多不丧失，面部、颈部、四肢某部分的强直或阵挛性抽动，头、眼持续同向偏斜，无意识丧失，发作时间为10～20秒。②复杂部分性发作：多数患儿在意识部分丧失情况下，精神行为异常，如吞咽、咀嚼、摸索、自言自语等。

(2)全身性发作　①强直阵挛发作：临床最常见，发作时意识丧失，全身骨骼肌出现剧烈的强直性收缩，呼吸暂停，口唇发绀，常有舌咬伤、尿失禁发生。强直症状持续数秒至数十秒后，出现较长时间反复的阵挛，全身肌肉节律性抽搐，口吐白沫，持续1～5分钟逐渐停止。发作后常有深睡，醒后出现头痛、嗜睡、乏力、烦躁等现象。②失神发作：意识丧失，双眼凝视，说话突然停止，持续数秒后恢复，对所发生的情况无记忆。失神发作频繁，每天可发作十余次。③肌阵挛性发作：全身或局部骨骼肌突然短暂收缩，如突然点头、身体前倾、两臂抬起等，严重者可致跌倒。④失张力发作：发作时肌张力突然短暂性丧失，同时伴有意识障碍。⑤痉挛：主要见于婴儿，表现为点头、伸臂、弯腰、屈腿等。

4. 什么是癫痫持续状态?

癫痫一次发作持续30分钟以上或反复发作间歇期意识不能完全恢复

者，称为癫痫持续状态。临床多见强直阵挛持续状态，颅内外急性疾病均可引起，为儿科急症。

5. 诊断癫痫常做的辅助检查有哪些?

(1)脑电图　是确诊癫痫最重要的检查手段。因癫痫波多数为间歇发放，单凭一次常规脑电图检查很难做出正确的判断，故需较长时间的描记，才可能获得准确的结果。

(2)影像学检查　对脑电图提示为局灶性发作或局灶-继发全部性发作的患儿，应进行 CT、MRI 等颅脑影像学检查。

(3)其他实验室检查　根据需要选做遗传代谢病筛查、基因分析、染色体检查、血生化检查、脑脊液检查等。

6. 癫痫怎么治疗?

在临床上，70% 的癫痫患儿通过治疗无发作。目前治疗癫痫的方式有：

(1)药物治疗　合理使用抗癫痫药物是目前治疗癫痫的主要手段。癫痫一旦确诊，应尽早使用抗癫痫药物控制发作，常用的抗癫痫药物有丙戊酸钠、卡马西平等。具体用药需根据发病年龄、病因、发作类型及持续时间、神经系统表现、家族史、脑电图与神经影像学特征进行综合分析后再做出决定。

(2)对症支持治疗　抽搐时镇静止惊，缺氧时给予氧气吸入，酸碱平衡紊乱时补充电解质。

(3)生酮饮食治疗　抗癫痫药物治疗效果欠佳者可考虑生酮饮食治疗。

(4)手术治疗　经抗癫痫药物治疗无效的难治性癫痫患儿，若有明确的局灶性癫痫发作起源，可考虑手术治疗。

7. 抗癫痫药物服用的注意事项有哪些?

为了避免不合理用药影响孩子身体和智力发育，家长需要掌握抗癫痫药物服用的注意事项。

(1)充分评估患儿本身以及其癫痫发作的情况，选择合适时机开始抗癫痫药物治疗。

（2）根据发作类型选择药物，一般从小剂量开始，逐渐加量至能控制发作的最小有效剂量。

（3）坚持长期规律服药，一般用至完全不发作后，再继续服药 2 ~ 3 年逐渐减量停药，切忌自行停药。

（4）定期监测血药浓度，记录癫痫发作的频次、每次发作的具体表现及持续时间。

（5）注意观察药物的不良反应，卡马西平常可导致眩晕、复视等，丙戊酸钠常可导致恶心、呕吐、消化不良、腹泻等，扑痫酮可导致嗜睡、烦躁等。不良反应轻者一般不需停药，重者需及时就诊，在医师指导下减量、停药或换药。

8. 癫痫发作时如何保持患儿气道通畅？

癫痫发作时，应立即使患儿去枕平卧，头转向一侧，以利于呼吸道分泌物及呕吐物排出，防止流入气管引起呛咳甚至窒息。抽搐时如果患儿口是张开的，可迅速用压舌板或筷子垫在嘴巴一侧的上下臼齿之间，防止舌咬伤。如果患儿已咬紧牙关，禁止强行撬开患儿嘴巴塞入牙垫或压舌板，以免损伤牙龈、牙齿脱落阻塞呼吸道或因过度刺激而引起抽搐时间延长。另外，发作时不要喂水或灌药，防止误吸甚至窒息。也无须马上进行口对口人工呼吸，孩子在发作时可能由于呼吸肌强直发生呼吸暂停，面色、口唇青紫，一般强直期后大多可自行缓解，超过 1 分钟仍无呼吸再实施。

9. 如何为癫痫患儿进行安全防护？

癫痫发作时很容易因为摔倒、碰撞等造成外伤，家长要注意患儿的安全，移开患儿周围可能导致受伤的物品，保护患儿肢体，防止抽搐时碰撞造成皮肤破损、骨折或脱臼，守护至意识恢复后仍要加强保护措施，以防因身体衰弱或精神恍惚而发生意外事故。平时安排好患儿日常生活，适当活动与休息，注意安全，避免各种危险活动。

10. 护理癫痫患儿需主要观察哪些病情变化?

(1)观察发作类型、发作时间、伴随症状、持续时间,患儿生命体征、瞳孔大小、对光反射及意识改变。

(2)观察呼吸变化:有无呼吸急促、口唇发绀,监测动脉血气分析结果,及时发现酸中毒表现并予以纠正。

(3)观察循环衰竭的征象:定时监测生命体征,备好抢救药品、物品。

11. 哪些因素容易诱发癫痫发作?

癫痫的诱发因素有疲劳、饥饿、缺乏睡眠、便秘、感情冲动、过敏反应等,有些反射性癫痫还应避免声光刺激、惊吓、刷牙、外耳道刺激等特定因素,癫痫持续状态的诱发因素常为突然停药、减量、换药不当、发热、感冒等。一些药物也会诱发癫痫,如异烟肼、利多卡因、氨茶碱等,癫痫患儿应谨慎使用。

12. 如何做好癫痫患儿的心理护理?

癫痫患儿往往过度紧张,担心被周围同学、朋友耻笑,孤立自己。家长应根据患儿的心理、认知能力讲解疾病知识,帮助孩子树立战胜疾病的信心,保持良好的身心状态和治疗依从性,解除患儿的心理负担,有针对性地进行心理疏导,给予关怀、爱护,鼓励他们与同伴交流,克服自卑、孤独、退缩等心理行为障碍。

(王红歌)

(十八)性早熟

1. 什么是性早熟?

儿童性早熟是儿科内分泌系统的常见发育异常,一般认为女童在 8 岁、男童在 9 岁以前出现性发育征象临床可判断为性早熟。本病女孩多见,男女之比约为 1∶4。近年来全球儿童青春期发育普遍提前。

2. 如何区分中枢性性早熟与外周性性早熟?

性早熟的预防

性早熟按下丘脑-垂体-性腺轴是否提前激活,又可分为中枢性性早熟(亦称真性或完全性性早熟)和外周性性早熟(亦称假性或部分性性早熟)。中枢性性早熟是由于下丘脑-垂体-性腺轴提前激活,导致性腺发育和功能成熟,性发育过程和正常青春期发育的顺序一致,并可具有一定生育能力。而外周性性早熟有性激素水平升高,并促使第二性征发育,但下丘脑-垂体-性腺轴不成熟,无性腺发育,无生育能力。

3. 性早熟有哪些表现?

性早熟可使孩子产生心理行为和体格发育两方面的危害,因此家长及时发现其表现显得尤为重要。女童表现为乳房发育,小阴唇变大,阴道黏膜细胞的雌激素依赖性改变,子宫、卵巢增大,阴毛出现,月经初潮。男童表现为睾丸和阴茎增大,阴毛和胡须出现,肌肉发达,声音变粗。除日常生活中多留心观察孩子是否有第二性征过早以外,10 岁以前孩子身高突然加速往往是性早熟的一个信号,最终可导致身高低于靶身高。

4. 怀疑性早熟需做哪些辅助检查?

(1)GnRH(促性腺激素释放激素)刺激试验　也称黄体生成素释放激素刺激试验。该试验对鉴别中枢性性早熟与外周性性早熟有重要意义。

(2)X 射线检查　拍腕骨片查骨龄,骨龄较年龄有超速现象。

(3)B 超　女童在 B 超下检查子宫、卵巢的发育情况,男童检查睾丸容积、肾上腺皮质等。

(4)CT 或磁共振检查　主要排除颅内占位性病变。

(5)血液检查　抽血查血中促卵泡激素(FSH)、促黄体生成素(LH)、雌二醇(E_2)和睾酮(T)等。

5. 性早熟该如何治疗及预防?

绝大多数性早熟可以治好,但早期发现、及时治疗非常重要。治疗性早熟主要包括药物治疗及病因治疗。

(1)药物治疗　使用促性腺激素释放激素类似物(GnRHa),其作用是竞争性抑制自身分泌的GnRH,减少垂体促性腺激素的分泌,使雌激素恢复到青春期前水平。虽然使用性腺激素能够反馈抑制下丘脑-垂体促性腺激素分泌,但不能改善成人期最终身高。

(2)病因治疗　肿瘤引起者应手术摘除或进行化疗、放疗;甲状腺功能低下者给予甲状腺素治疗;先天性肾上腺皮质增生者采用皮质激素治疗。

预防性早熟需注意不吃反季节蔬菜及水果,不吃垃圾食品、激素食品等;家长应对孩子做好性教育,不看电脑、电影、电视等传递的不健康信息;及时关注孩子的身体状况,留心观察孩子是否有第二性征过早出现,一旦发现孩子出现性早熟征兆,立即到医院就诊。

6. 治疗性早熟的药物有哪些副作用?

曲普瑞林的主要副作用有胃肠道反应(恶心、呕吐、食欲缺乏)、血尿、排尿障碍、皮疹等;亮丙瑞林的主要副作用有胃肠道反应(恶心、腹痛、胃部不适);达那唑的主要副作用有声音粗、毛发增多、出现粉刺等。

7. 如何为性早熟患儿提供心理支持?

因为性早熟导致的身体与年龄的不匹配,患儿可能因为自己体型上与周围孩子的不同,而产生自卑、焦虑、恐惧等心理问题;同时,由于性早熟还可能导致成人期身高不理想,从而给患儿升学、就业、家庭生活等都会带来不同程度的心理影响。

家长除了要带孩子积极治疗,还要多与患儿沟通,给予孩子正确的引导,给予孩子足够的心理支持,培养孩子坚强、乐观、开朗的性格,增强孩子的心理承受能力。

(郭　礼)

(十九)幼年特发性关节炎

1. 什么是幼年特发性关节炎? 有什么发病特点?

幼年特发性关节炎是一种以慢性关节滑膜炎为特征的自身免疫病,多见于16岁以下的儿童,男童多于女童。表现为长期不规则发热及关节肿痛,伴皮疹、肝脾淋巴结肿大,若反复发作可致关节畸形和功能丧失。

2. 幼年特发性关节炎的病因有哪些?

病因尚不明确,可能与以下因素有关。

(1)感染因素　据报道,细菌、病毒、支原体、衣原体感染与本病有关。

(2)遗传因素　幼年特发性关节炎的发生具有一定的遗传倾向,不同的亚型,其相关易感基因不同。

(3)免疫因素　有证据显示,幼年特发性关节炎还与自身免疫失调有关。

3. 幼年特发性关节炎有哪些表现?

表现为长期不规则发热及关节肿痛,伴皮疹、肝脾淋巴结肿大,反复发作可致关节畸形和功能丧失。根据患儿起病最初6个月的临床表现及特点,可以分为以下类型。

(1)全身型　发热和皮疹是典型症状,发热高达40 ℃,伴红斑样皮疹,多见于胸部和四肢,随体温升降时隐时现。关节症状主要是关节痛或关节炎,常在发热时加剧,热退后减轻或缓解。

(2)多关节型　女孩多见,发病最初6个月受累关节≥5个,多为对称性,大小关节均可受累,晨僵是本型的特点。

(3)少关节型　多发于较大儿童,发病最初6个月受累关节不超过4个,多为非对称性,以膝、踝、肘大关节为主,多无严重的关节活动障碍。

(4)与附着点炎症相关的关节炎　男孩多见,多于8岁以上起病,首发症状为四肢关节炎,但以下肢关节炎多见,如髋、膝、踝关节,表现为肿、痛和活动受限。

(5)银屑病性关节炎　一个或多个关节合并银屑病。

4. 怀疑幼年特发性关节炎常需做哪些辅助检查?

幼年特发性关节炎的诊断主要依靠其临床特征。实验室检查的任何一个项目都不具备确诊价值,但可帮助排除其他疾病。

(1)实验室检查　①血液检查:活动期可有轻度或中度贫血,多数患儿白细胞数增多,以中性粒细胞为主;血沉加快,C 反应蛋白、黏蛋白大多增高。②免疫检测:免疫球蛋白 IgG、IgM、IgA 均增高,部分病例类风湿因子和抗核抗体可为阳性。

(2)影像学检查　X 射线检查早期可见关节附近软组织肿胀,晚期可见骨质疏松、关节腔变窄等。

5. 幼年特发性关节炎的治疗措施有哪些?

(1)药物疗法　常用药物有水杨酸制剂与非甾体抗炎药物(阿司匹林、萘普生、布洛芬等)、肾上腺皮质激素、免疫抑制剂(环磷酰胺、甲氨蝶呤、硫唑嘌呤等)。

(2)物理疗法　尽早开始保护患儿关节活动及维持肌肉强度相关的锻炼,如清晨热浴、中药热浴等。

(3)眼科治疗　局部使用激素和阿托品等控制患儿虹膜睫状体炎。

(4)外科治疗　疾病晚期关节畸形并功能障碍者,行关节置换术提高生活质量。

6. 常用治疗性药物有哪些服药注意事项?

非甾体抗炎药常见副作用有胃肠道反应,对凝血功能、肝、肾和中枢神经系统也有影响,故长期用药的患儿应每 2 ~ 3 个月检查血常规和肝、肾功能;使用免疫抑制剂注意观察药物副作用,如恶心、呕吐、白细胞数降低等。

7. 幼年特发性关节炎患儿的日常生活护理有哪些?

患儿居住环境需保持安静、空气流通,每日定期开窗通风,避免受寒、淋雨。锻炼时家长应在旁边陪护，因患儿有关节炎，通常活动不便，尽量选择轻便、利于活动的装束，选择柔软棉质衣物，长短适宜，穿防滑鞋，款式上注意舒适、轻巧、易穿脱。饮食上应选择高纤维、高蛋白质的食物，不能食用鱼、虾等可能引起过敏的食物。此外家长应帮助患儿建立规律的作息，并注意个人卫生，以防感染的发生。

8. 如何为幼年特发性关节炎患儿进行活动指导？

（1）急性期卧床休息，并观察有无关节炎症状，如有无晨僵、疼痛、肿胀、运动障碍等。

（2）急性期过后家长应帮助患儿做关节的被动运动和按摩，保存关节的活动功能，加强肌肉的力量和耐力，同时将治疗性的运动融入游戏中，如游泳、抛球、踢球、骑脚踏车等以恢复关节功能，防止畸形。若运动后关节肿痛，可暂停运动。

9. 如何做好幼年特发性关节炎患儿的心理护理？

本病致残率高，家长应多关心患儿，了解其心理感受，及时给予精神安慰。家长应按照医生的指导给予孩子功能锻炼，帮助孩子克服病痛、残疾造成的自卑心理，必要时带孩子到精神科治疗。

（杨艳红）

（二十）过敏性紫癜

1. 什么是过敏性紫癜？

过敏性紫癜又称亨-舒综合征、自限性急性出血症，是以全身小血管炎为主要病变的血管炎综合征。主要见于学龄期儿童，男孩多于女孩，四季均有发病，春秋季多见。

2. 引起过敏性紫癜的病因有哪些?

病因尚不明确,目前认为可能与链球菌感染、病毒感染、抗生素、磺胺类药、解热镇痛药、食物、虫咬、花粉、预防接种等引起的自身免疫反应有关。

3. 过敏性紫癜有哪些表现?

(1)皮肤症状　皮肤紫癜常为首发症状,多见于下肢和臀部,高出皮肤,压之不褪色,可融合成片,此后颜色加深呈暗紫色,最终呈褐色而消退。皮肤紫癜一般4~6周后消退,不留痕迹。严重者可发生水疱、血疱、坏死甚至溃疡。

(2)消化道症状　常见脐周或下腹疼痛,伴恶心、呕吐,部分孩子有腹泻或便血。偶发肠套叠、肠梗阻及出血坏死性小肠炎。

过敏性紫癜

(3)关节症状　关节及关节周围出现肿胀、疼痛、触痛或关节炎,可同时伴有活动受限。

(4)肾脏症状　30%~60%患儿有肾脏损害的临床表现。多发生于起病1个月内,症状轻重不一。多数患儿出现血尿、蛋白尿及管型尿,伴血压增高和水肿,称为紫癜性肾炎。

4. 过敏性紫癜常做的辅助检查有哪些?

(1)血液检查　①血常规:白细胞数正常或轻度增高,中性粒细胞和嗜酸性粒细胞可增高,血小板计数正常甚至升高,部分患儿毛细血管脆性试验阳性。②感染及病原学检查:C反应蛋白增高,抗链球菌溶血素可呈阳性。③免疫学检查:抗核抗体及类风湿因子常阴性,部分患儿急性期血清IgA、IgM升高。

(2)尿、粪常规　肾脏受累可出现镜下血尿及肉眼血尿。有消化道症状者大便隐血可呈阳性。

(3)影像学检查　腹部B超和X射线检查。

5. 过敏性紫癜如何治疗?

过敏性紫癜是可以治愈及预防复发的自限性疾病。

(1)一般治疗　卧床休息,去除致病因素,如控制感染、补充维生素等。

(2)肾上腺皮质激素和免疫抑制剂　泼尼松每日 1 ~ 2 mg/kg,分次口服。重症可加用免疫抑制剂,如环磷酰胺等。

(3)抗凝治疗　应用阻滞血小板凝集和血栓形成的药物,如阿司匹林和潘生丁。以过敏性紫癜性肾炎为主要病变时,可选用肝素治疗。

(4)对症治疗　出血患儿应卧床休息,给予镇静剂;有消化道症状时限制粗糙饮食;出现过敏症状时应用相应药物。

6. 如何做好过敏性紫癜患儿的皮肤护理?

(1)穿宽松、柔软纯棉衣物,保持清洁、干燥。

(2)保持皮肤清洁,避免抓挠皮肤,出现破溃及时处理。

(3)观察皮疹形态、颜色、分布,是否反复出现,每日详细记录皮疹变化情况。

(4)避免接触可能的变应原,遵医嘱用药。

7. 如何缓解过敏性紫癜患儿的关节疼痛?

家长应注意观察孩子关节肿胀及疼痛情况,保持关节功能位。根据病情给予热敷,教会孩子利用放松、娱乐等方法减轻疼痛。腹部疼痛时应卧床休息,家长尽量在床边守护,遵医嘱应用药物,缓解关节疼痛和解除痉挛性腹痛。

8. 护理过敏性紫癜患儿需主要观察哪些病情变化?

(1)有无腹痛、便血等,同时注意腹部体征。有消化道出血及时告知医务人员处理,卧床休息,限制饮食,给予无渣饮食;出血多时考虑禁食并输血,经静脉补充营养。

(2)观察尿量、尿色,定期做尿常规检查。若有血尿和蛋白尿,提示紫癜性肾炎,按肾炎处理。

9. 如何减少过敏性紫癜患儿的复发?

过敏性紫癜因为病因不明确,特别容易复发,家长可通过以下几点减少疾病复发。

(1)预防感染,避免带孩子去人群集中的公共场所,防止受凉。

(2)学会观察病情,孩子出现皮疹、关节疼痛、腹痛时及时就医。

(3)学会给孩子合理搭配饮食,避免孩子接触变应原并定期复查。

(杨艳红)

(二十一)发育性髋关节脱位

1. 什么是发育性髋关节脱位?有何发病特点?

很多年轻父母带宝宝到社区医院进行体检时,被告知过宝宝大腿皮纹不对称。在临床上,大腿皮纹不对称指向一种髋关节疾病,即发育性髋关节脱位,也称为发育性髋关节发育不良,是一种常见的发育畸形,指出生前及出生后股骨头和髋臼在发育和(或)解剖关系中出现异常导致髋关节功能障碍的病症。此病女孩多见,占发病数的60%~80%。单侧脱位较双侧多见,单侧者又以左侧多见。如果不及时治疗,年长后可造成患侧髋部和腰部疼痛,影响正常工作和生活。

2. 发育性髋关节脱位常见的病因有哪些?

本病的病因至今尚未完全清楚,近年来多认为先天性因素是发病基础,发育异常是主要原因,可能的相关因素有:

(1)解剖因素　髋臼发育不良及关节囊、韧带松弛,不利于髋关节稳定。

(2)内分泌因素　因本病多见于女婴,女婴的雌酮分泌水平高于男婴,而雌酮及其代谢产物具有很强的关节韧带松弛作用。

(3)体位与机械因素　胎儿在母亲子宫内由于胎位不正或承受不正常的机械性压力,可能改变或破坏髋关节正常解剖关系。

(4)遗传因素　此病有明显的家族史。

（5）其他因素　与养育方法、生活习惯和环境因素等有关，比如婴儿出生后襁褓包裹，捆绑双下肢，使髋关节处于伸直位。我国南方某些地区习惯使用背带兜裹婴儿，使其双髋处于外展位，有利于髋关节的发育和稳定，其发病率低于北方。

3. 发育性髋关节脱位有哪些表现？

孩子因年龄的不同、脱位程度及单双侧病变的不同，表现各异。婴儿期，孩子未能独立行走，髋关节尚未负重，症状不明显。单侧脱位者，大腿内侧皮纹及臀纹加深、上移，肢体较健侧短缩，且活动受限，较健侧活动少；双侧脱位者则表现为会阴部增宽。幼儿及年长儿已开始独立行走，主要表现为步态异常。单侧脱位者，身体向患侧晃动，呈跛行步态；双侧脱位者，左右摇摆，呈明显“鸭步”，孩子站立时，还可以发现腹部前坠、臀部后耸的体态。

4. 考虑发育性髋关节脱位常做的辅助检查有哪些？

影像学检查可显示发育性髋关节脱位的类型和程度。6 个月以下的婴儿宜采用髋关节超声检查，简单易行，所以发现异常提前检查很重要；之后可用 X 射线片来帮助诊断和治疗，必要时做 CT 和磁共振。

5. 发育性髋关节脱位如何治疗？

不同年龄阶段治疗方法及效果不同，年龄越小，效果越好，花费也少。

（1）6 个月以下的婴儿治疗比较简单，到专业医疗机构给予双下肢外展复位成功后用 Pavlik 吊带（图 2-3）保持 3 ~ 4 个月，多数可治愈。

（2）3 岁以内的患儿采用保守疗法，术前充分牵引后，在麻醉下进行手法复位，用蛙式或人字石膏固定 2 ~ 4 个月（图 2-4），再根据情况换用外展位支架石膏或外展支架 4 ~ 6 个月，效果也较为满意。

（3）4 ~ 7 岁的儿童一般需要手术切开复位。但 8 岁以上的患儿疗效不理想，易致患髋僵硬，日后不能耐受远程走路及腰、髋疼痛问题。

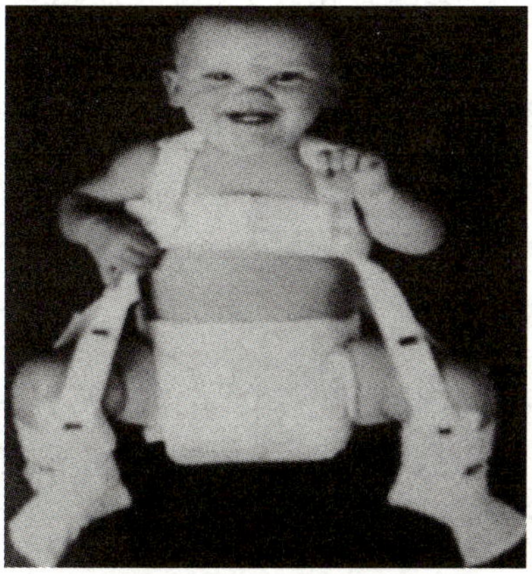

图 2-3　Pavlik 吊带

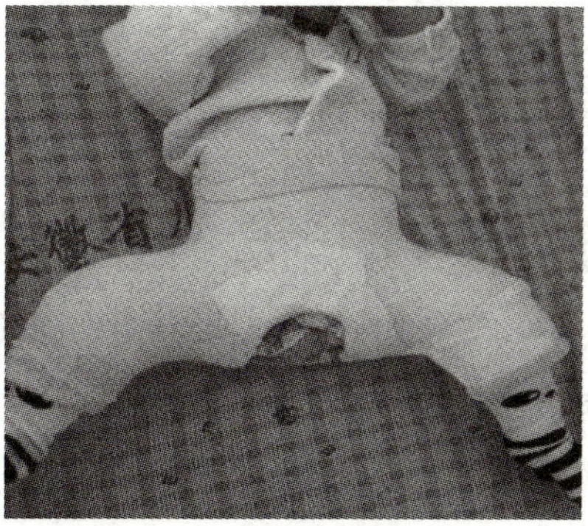

图 2-4　蛙式石膏固定

6. 发育性髋关节脱位患儿的日常生活护理有哪些?

(1)保证孩子的营养和水分摄入,注意大小便护理,勤换尿布,每日定时为患儿清洗会阴部,既要防止大小便污染石膏支具,又要防止发生会阴部湿疹。

(2)在使用外固定器具治疗时,需要指导孩子主动或被动活动受影响的肢体或关节,指导孩子进行呼吸运动,进食有营养、易消化饮食,多食蔬菜、水果,避免长期不活动导致便秘,必要时给予开塞露等润滑剂协助排便。

(3)要在治疗期间保证孩子得到与之年龄相适应的娱乐活动和刺激,每天协助患儿室外活动两小时,环抱行走或推车出行,让孩子能够身心愉悦并能促进钙质吸收。

(4)穿棉质衣物,不可过薄或过厚,衣服过少易受凉,过多易使石膏或支具下方出汗过多产生异味及皮疹。要经常查看孩子支具或石膏周围皮肤情况。

7. 如何保持牵引复位的有效性?

复位后,无论选择何种器具进行固定,家长均应保持患儿的髋关节屈曲 90°、外展外旋位。具体做法如下:

(1)维持牵引体位的正确,不允许随意去除固定装置。

(2)戴 Pavlik 吊带的患儿做清洁护理时,勿去掉吊带,但应注意松紧度,保证穿戴 4 个月。

(3)使用石膏或支具固定时,应注意保持髋关节稳定,变换固定体位时应防止髋关节移动而发生再脱位。

8. 牵引复位部位的皮肤护理有哪些?

(1)对使用外固定器具及石膏的孩子,必须给予合适的衬垫,避免皮肤直接接触外固定器具或石膏。家长应至少每天检查患儿皮肤,观察肢体有无摩擦、卡压等现象,有无皮肤破损、肿胀,发现异常应及时就医。

(2)注意孩子的啼哭声,发现异常时,要观察患侧肢体血运情况及活动度,必要时及时就医。

(3)保持孩子的皮肤清洁,轻柔按摩局部皮肤,使用温和无刺激护肤品,避免使用强刺激性的清洗剂或扑粉。

9. 发育性髋关节脱位如何预防?

发育性髋关节脱位是一种对儿童健康影响较大的病变,是导致儿童肢体残疾的主要疾病之一,家长可以通过以下方式预防或早期干预。

(1)新生儿出生后到正规医疗单位早期筛查体检,进行早干预、早治疗。

(2)学习有利于髋关节发育的养育知识,尽量保持髋关节的适度屈曲外展,避免婴儿双下肢伸直包裹;新生儿出生后建议穿连体裤 4 个月,有利于髋关节的发育。

(3)发现双下肢大腿内侧皮纹不对称、臀纹加深上移、一侧肢体活动受限、会阴部增宽等异常情况要及时就医。

(尼晓丽　苟　丽)

(二十二)麻疹

1. 什么是麻疹? 有何发病特点?

麻疹是一种由麻疹病毒感染引起的急性呼吸道传染性疾病, 传染性强,易在人口密集、未普种疫苗的地区发生流行。本病的唯一传染源是麻疹患者，传播途径主要有飞沫、喷嚏、咳嗽等。

2. 麻疹的主要病因是什么？

婴儿麻疹发病主要与原发性免疫失败、胎传抗体过早消失、婴儿初免月龄内发病、接种不及时和接种技术不规范等因素有关，或是以上因素综合作用的结果。

3. 麻疹主要通过哪种途径传播？隔离期是多久？

麻疹主要通过飞沫直接传播，人群普遍易感，麻疹患者是唯一的传染源，易感者接触患者后90%以上发病。

麻疹患者隔离期需从发病前2天隔离至出皮疹后5天，有并发症的患者传染性可延长至出疹后10天。

4. 麻疹的主要表现有哪些？

麻疹作为儿童时期常见的急性发疹性传染病，主要表现有：

(1)高热　多为中度以上发热，热型不一。

(2)麻疹黏膜斑　为麻疹早期的特征性体征。

(3)呼吸道卡他症状　咽部、结膜充血，眼睑水肿，流涕，流泪等症状。

(4)皮疹　最先出现于耳后、发际，逐渐波及面部、颈部。

(5)皮肤色素沉着　疹退后留有皮肤色素沉着。

麻疹

5. 麻疹常见的并发症有哪些？

(1)肺炎　是最常见的并发症，多见于5岁以下患儿。

(2)喉炎　麻疹患儿常有轻度喉炎表现，疹退后症状逐渐消失。

(3)心肌炎　轻者仅有心音低钝、心率增快和一过性心电图改变，重者可出现心力衰竭、心源性休克。

(4)麻疹脑炎　一般在出疹后的2～6天发生，表现和病毒性脑炎相似。

6. 怀疑麻疹常需做哪些辅助检查?

(1)血液检查　血常规及血清学检查。血常规常表现为白细胞总数减少,淋巴细胞相对增多;出疹早期 IgM 抗体多呈阳性。

(2)病毒学检查　从呼吸道分泌物中分离出麻疹病毒可早期快速帮助诊断。

(3)其他检查　出现并发症时往往还需要做肺部 X 射线、心电图、脑电图等检查。

7. 麻疹如何治疗?

对麻疹病毒至今尚未发现特异的抗病毒药物,治疗重点是加强护理、对症治疗和防治并发症。

(1)加强护理　卧床休息,保持室内温湿度适宜,保持水、电解质、酸碱平衡,必要时静脉补液。

(2)对症治疗　高热时可酌情使用少量退热剂,但应避免急骤退热,特别是在出疹期;烦躁可适当给予镇静剂;频繁剧咳可用镇咳祛痰剂或雾化吸入。

(3)防治并发症　合并肺炎时需选用抗生素治疗;合并喉炎时除选用抗生素外,还会应用糖皮质激素以减轻声门下水肿等。

另外,免疫球蛋白具有较好的抗病毒作用,静脉输注可增强机体免疫力,对新生儿麻疹病例可选用静脉注射丙种球蛋白治疗。

8. 如何对麻疹患儿进行日常生活护理?

(1)保持室内空气新鲜、温湿度适宜,但不要吹对流风,以免着凉。

(2)麻疹患儿的眼睛不可以直接受强光刺激,在阳光强烈的白天应把窗帘拉上,遮挡外面的强光;到了晚上可以选择光线柔和不猛烈的灯具,也可覆上灯罩。皮疹较重并伴发热者应卧床休息,流行期间避免易感儿童到公共场所,外出戴口罩。

（3）给予清淡、易消化、营养丰富的流食或半流食，少食多餐。鼓励多饮水，以利排毒、退热、透疹。恢复期应添加高蛋白、高能量及含多种维生素的食物，无须忌口。

9. 麻疹患儿出现高热时为什么不能强行降温？

处理麻疹高热时需兼顾透疹，不宜用药物及物理方法强行降温，尤其是禁用酒精擦浴和冷敷，因为患儿大多皮肤细嫩，使用酒精可对患儿皮肤产生刺激，诱发皮疹，体温骤降可引起末梢循环障碍而使皮疹突然隐退，不利于毒素的排出。体温超过 40 ℃时，家长可用小剂量的退热剂或温水擦浴降温。

10. 如何做好麻疹患儿的皮肤护理？

（1）勤换内衣，保持皮肤清洁、干燥。剪短指甲，避免患儿抓伤皮肤引起继发感染。

（2）口、眼、耳、鼻部的护理　生理盐水或2%硼酸溶液洗漱口腔；眼部易因炎性分泌物多而形成眼痂，应避免强光刺激，先用生理盐水洗净，再滴入抗生素眼药水或眼膏，一日数次，并加服鱼肝油预防干眼症；防止眼泪及呕吐物流入耳道，引起中耳炎；鼻腔分泌物多时易形成鼻痂，可用生理盐水将棉签润湿后，轻轻拭除以保持鼻腔通畅。

（3）患儿若发生腹泻，应及时清洗肛周，保持肛周清洁。

11. 麻疹患儿应主要观察哪些病情变化？

家长护理麻疹患儿时，应密切观察以下病情变化，发现异常应立即带患儿就诊。

（1）肺炎表现　咳嗽加重、气喘、呼吸困难、面色发绀。

（2）喉炎表现　声音嘶哑、吸气性呼吸困难，甚至出现像狗叫声的哮吼性咳嗽。

（3）心肌炎表现　面色苍白、心慌气短、乏力多汗。

（4）脑炎表现　嗜睡或烦躁、头痛、剧烈呕吐，甚至惊厥、昏迷。

12. 应如何防止麻疹的传播?

呼吸道隔离

(1)保持良好的个人卫生习惯,保持室内空气流通。

(2)打喷嚏或咳嗽时应掩着口鼻,并妥善清理口鼻排出的分泌物。

(3)保持双手清洁,如被呼吸系统分泌物弄污后(如打喷嚏后)要立即洗手。

(4)彻底清洁麻疹患儿使用过的物品。

(5)对有过既往接触史的易感患儿应该密切隔离观察3周,同时在接触以后及时采取应急麻疹疫苗接种。

13. 如何预防麻疹?

(1)管理传染源　隔离患儿至出疹后5天,并发肺炎者延长至出疹后10天。对接触麻疹的易感儿童应隔离观察3周,并给予被动免疫。

(2)切断传播途径　患儿房间应通风并用紫外线照射消毒,患儿衣物应在阳光下暴晒。医务人员接触患儿前后应洗手、更换隔离衣。

(3)保护易感儿童　麻疹流行期间易感儿童应避免去公共场所。8个月以上未患过麻疹者均应接种麻疹减毒活疫苗,7岁时进行复种。体弱易感儿童接触麻疹后,应及早注射免疫血清球蛋白,以预防发病或减轻症状。

(胡青霞　赵晨静)

(二十三)水痘

1. 什么是水痘? 主要发病原因有哪些?

水痘是一种传染性极强的急性、出疹性传染病,临床特点主要表现为皮肤和黏膜相继出现或同时出现斑疹、丘疹、疱疹及结痂,全身症状轻微。主要发生在婴幼儿和学龄前期儿童。患儿一旦感染后可获得持久免疫力,但以后可以发生带状疱疹。

水痘的病因主要是易感儿童感染水痘-带状疱疹病毒即人类疱疹病毒3型。人在儿童时期，被该病毒原发感染表现为水痘，恢复后病毒可长期潜伏在脊髓后根神经节或脑神经的感觉神经节内，少数人在青春期或成年后病毒可以被激活，再次发病，表现为带状疱疹。

水痘

2. 水痘主要通过哪种途径传播？隔离期是多久？

水痘的主要传播途径是通过接触或飞沫传播。人类对该病毒普遍易感，以儿童常见。

水痘为自限性疾病，患儿感染水痘-带状疱疹病毒后，如果没有并发症，一般10天左右可以自愈。水痘患者从出疹前1～2天至疱疹结痂为止，均具有很强的传染性，应采取隔离措施。易感儿童接触水痘患儿后应隔离观察3周，3周后易感儿童未出现水痘症状，可以解除隔离。

3. 水痘的主要表现有哪些？

年长儿童和成人在皮疹出现前可有发热、头痛、全身倦怠、食欲减退、咽痛等上呼吸道感染症状，小儿则皮疹和全身症状同时出现。发热1天后出皮疹，先发于头皮、躯干受压部分，呈向心性分布。最开始为粉红色小斑疹，迅速变为米粒至豌豆大的圆形紧张水疱，周围明显红晕，有水疱的中央呈脐窝状，瘙痒感重。黏膜皮疹可出现在口腔、咽部、眼结膜、外阴、肛门等处，易破溃形成溃疡。

4. 怀疑水痘常需做哪些辅助检查？

（1）血液检查　血常规白细胞计数正常或稍低，淋巴细胞相对增高；血清学检查早期IgM抗体多呈阳性，IgG抗体滴度增高。

（2）疱疹刮片　刮取新鲜疱疹基底组织和疱疹液涂片，检测到病毒可协助诊断。

5. 水痘如何治疗？有哪些注意事项？

治疗措施主要为对症治疗和抗病毒治疗。

(1)对症治疗　皮肤瘙痒时可外用炉甘石洗剂,高热时可给予退热药,继发感染时可使用抗生素。

(2)抗病毒治疗　如果在皮疹出现的24小时内使用阿昔洛韦,能够控制水痘的发展,加速病情恢复。

水痘治疗期间需注意禁用激素,正在使用激素的水痘患儿,应尽快减为生理剂量或停止使用,待水痘愈合后再恢复原剂量。体温超过38.5 ℃,可用对乙酰氨基酚或布洛芬退热,禁用阿司匹林,以免发生瑞氏综合征,引发急性脑病和肝功能损伤。

6. 水痘患儿的日常生活护理有哪些?

家长应注意居室开窗通风,尽可能让阳光照射,保持室内空气新鲜,温、湿度适宜;勤换内衣,保持皮肤清洁、干燥;保证衣被清洁,不宜过厚,以免患儿不适而增加皮肤瘙痒感;给予富含营养的清淡饮食,多饮水,保证机体足够的营养。患儿需要卧床休息到热退、症状减轻。

7. 如何做好水痘患儿的皮肤护理?

水痘一般预后良好,但奇痒难忍,为了避免感染及留下瘢痕,家长应注意:

(1)为患儿剪短指甲,小婴儿可戴连指手套,避免抓破皮疹,引起继发感染或留下瘢痕。

(2)洗澡时宜选用淋浴方式,水温不宜过高,时间不宜过长,洗澡结束用柔软的毛巾轻轻吸干水分,不可用力擦拭。

(3)皮肤瘙痒时,无破溃者可涂炉甘石洗剂或5%碳酸氢钠溶液,破溃、感染者遵医嘱使用抗生素。

(4)告诉患儿千万不能挤压水痘,挤压水痘后会留下痘印。

8. 护理水痘患儿应主要观察哪些病情变化?

水痘患儿常常表现为低热、不适、厌食、流涕、咳嗽等,全身症状往往较轻,属于自限性疾病。如果没有并发症,一般10天左右可以自愈。个别水痘患儿可合并发生肺炎、脑炎,如家长发现患儿出疹后持续高热不退、咳喘,或呕吐、头痛、烦躁不安,或嗜睡、惊厥应及时送到医院就诊。

9. 应如何防止水痘的传播?

水痘极易传染,水痘-带状疱疹病毒主要存在于患者的疱疹液内、血液中及口鼻咽分泌物中。人类对其全部易感,尤其是婴幼儿及儿童只要接触患病患者就会被传染,因而要做好以下预防措施。

(1)密切接触者应隔离至接触后3周。因为感染病毒后不是立即发病,一般要经过12~21天的潜伏期,过了潜伏期方可解除隔离。

(2)保持室内空气新鲜,托幼机构应做好晨间检查、空气消毒。

(3)按时预防接种,水痘减毒活疫苗能有效预防易感儿童发生水痘。

(4)正使用激素、免疫抑制剂或免疫受损患儿应在接触水痘患者后72小时内注射水痘-带状疱疹免疫球蛋白,预防疾病或减轻症状。

(孙巧枝)

(二十四)流行性腮腺炎

1. 什么是流行性腮腺炎? 主要病因是什么?

流行性腮腺炎又称痄腮,是由流行性腮腺炎病毒引起的以腮腺或其他唾液腺(舌下腺、颌下腺)的非化脓性肿痛(图2-5)为特征的急性呼吸道传染病,冬、春季高发,易在学校中流行。

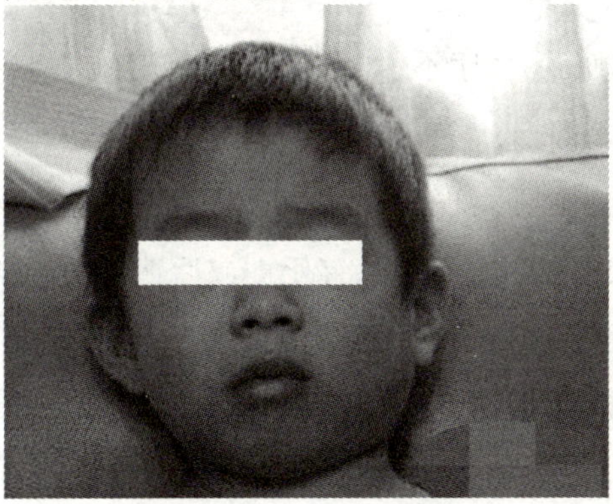

图2-5 流行性腮腺炎

2. 流行性腮腺炎主要通过哪种途径传播？隔离期是多久？

流行性腮腺炎主要通过直接接触飞沫、唾液污染食物、餐具和玩具等途径传播，其传染力较麻疹、水痘弱。孕妇感染本病可通过胎盘传染给胎儿，从而导致胎儿畸形或死亡、流产。人群对本病普遍易感，易感性随年龄的增加而下降，多见于4～15岁的儿童和青少年。病愈后可获得持久免疫力。

流行性腮腺炎的隔离期需至腮腺肿大消退后3天。密切接触者接触后应隔离观察3周，隔离期间谢绝探视。

3. 流行性腮腺炎的主要表现有哪些？

流行性腮腺炎整个病程为7～12天，主要表现有：

(1)发病2～3周前有流行性腮腺炎的接触史。

(2)初期可有发热、乏力、肌肉酸痛、食欲缺乏、头痛、呕吐、咽痛等症状，但多数患者症状不重或不明显。

(3)起病1～2天后腮腺肿胀，一般先见于一侧，1～2天后对侧肿胀，也有两侧同时肿大或始终仅限于一侧肿大。腮腺肿胀以耳垂为中心，向后、下、前蔓延，边缘不清楚，局部皮肤不红，表面灼热，有弹性感及触痛。

(4)患儿常常感到局部疼痛和感觉过敏，张口、咀嚼时尤为明显。部分患者有颌下腺、舌下腺肿胀，同时伴中度发热，少数高热。

4. 流行性腮腺炎的常见并发症有哪些？

如果流行性腮腺炎治疗不及时或者治疗措施不当，会引起严重的并发症。

(1)脑膜脑炎　主要表现为头痛、头晕、发热、呕吐及颈项强直等，少见惊厥和昏迷，大多数预后良好，但偶有死亡或后遗症发生。

(2)睾丸炎　是男孩最常见的并发症，大多数单侧受累，睾丸出现疼痛、肿胀等症状，近半数患儿睾丸会出现挛缩，一旦出现双侧挛缩，可导致不育症。

(3)急性胰腺炎　严重的急性胰腺炎较少见。常常发生在腮腺肿胀数日后，可有剧烈腹痛、压痛和反跳痛、发热、恶心、呕吐、腹胀、腹泻等症状。

（4）其他　可有耳聋、心肌炎、肾炎等。

5. 怀疑流行性腮腺炎常需做哪些辅助检查？

（1）血液检查　血常规查白细胞计数正常或稍低，血清学查 IgM 抗体阳性，提示近期有感染。

（2）血清和尿液中淀粉酶测定　90% 的患者发病早期有血清和尿淀粉酶增高。

（3）病毒分离　在发病早期取患儿唾液、尿液、脑脊液或血液标本，进行病毒分离试验，有助于诊断。

6. 流行性腮腺炎主要治疗方法及注意事项有哪些？

目前流行性腮腺炎无特效治疗方法，以对症和支持治疗为主，加强日常护理。

（1）对症治疗：对高热、头痛、呕吐患儿，分别应给予解热、止痛、脱水等治疗。

（2）腮腺炎患儿应注意卧床休息，进食清淡、易消化饮食，注意口腔清洁，忌食酸性食物，多饮水。

（3）抗病毒治疗：发病早期可以给予利巴韦林注射液等抗病毒药物。

7. 如何减轻流行性腮腺炎患儿的疼痛？

（1）在腮腺肿胀的早期，可用冷毛巾局部冷敷，减轻疼痛。

（2）患儿腮腺肿胀伴疼痛时，可以外敷活血散结中药，减轻疼痛。

（3）避免给患儿吃酸、硬、辣等刺激性食物，吃易咀嚼和易消化的流质、半流质食物，以减轻咀嚼、吞咽困难，减轻疼痛。

8. 护理流行性腮腺炎患儿应主要观察哪些病情变化？

（1）监测患儿体温变化，如出现持续高热，要尽快采取物理降温和药物降温措施，避免热性惊厥，同时鼓励患儿多饮水。

(2)注意观察患儿有无头痛、呕吐、嗜睡、烦躁、惊厥等症状。若有,应及时到医院就诊。

9. 如何防止流行性腮腺炎的传播?

流行性腮腺炎是严重危害儿童身体健康的传染性疾病,家长应掌握防止其传播的方法。

(1)加强居室通风,密切接触者做好个人防护。

(2)做好个人卫生,勤洗手,教会患儿打喷嚏、咳嗽的时候使用纸巾或手帕并掩着口鼻,用过的纸巾、手帕不要乱扔,打喷嚏、咳嗽后也要及时洗手。

(3)传染病流行季节,尽量少到空气不流通、人多拥挤的公共场所。

(4)腮腺炎患儿隔离至腮腺肿大消退后 3 天。密切接触者接触患儿后应隔离观察 3 周,隔离期间谢绝探视。

(5)做好预防接种,可注射麻腮风三联减毒活疫苗预防疾病。

(孙巧枝)

(二十五)手足口病

1. 什么是手足口病?主要病因是什么?

每年四五月份是手足口病的高发季节。手足口病是由肠道病毒(肠道病毒 71 型、柯萨奇 A 组 16 型多见)引起的传染性疾病,多发于学龄前期儿童,尤其以 3 岁以下幼儿发病率最高。多数患儿 1 周左右自愈,严重者可导致心肌炎、脑膜脑炎、肺水肿甚至死亡。

手足口病

2. 手足口病主要通过哪些途径传播?隔离期是多久?

手足口病主要通过消化系统传播,病毒可通过唾液、疱疹液、粪便等污染的手、玩具、食具、奶具、毛巾、牙杯及床上用品、内衣等引起间接接触传播;患者咽喉分泌物及唾液中的病毒可通过飞沫传播;如接触被病毒污染的水源,亦可经水感染。

手足口病的隔离一般自发病也就是出现症状的那天起，居家隔离2周。

3. 手足口病的主要表现有哪些？

普通病例主要表现为发热，手、足、口及臀等部位出疹（斑丘疹、丘疹、小疱疹），疱疹周围可有炎性红晕，疱内有少量液体，可伴有咳嗽、流涕、食欲缺乏等症状。部分病例仅表现为皮疹或疱疹性咽峡炎，个别病例可无皮疹。绝大多数可痊愈。

重症病例主要表现为精神差、嗜睡、易惊、头痛、呕吐、烦躁、肢体抖动、急性肢体无力、颈项强直等。

4. 怀疑手足口病常需做哪些辅助检查？

（1）血液检查　血常规查白细胞计数正常或降低，病情危重者白细胞计数可明显升高；病毒血清学检查急性期与恢复期病毒中和抗体可显著升高。

（2）腰椎穿刺检查　怀疑中枢神经系统损害者常做腰椎穿刺抽取少量脑脊液化验。

5. 手足口病的主要治疗方法是什么？

（1）普通病例无须住院治疗，注意居家隔离，避免交叉感染。适当休息，清淡饮食，做好口腔和皮肤护理。

（2）重症病例需住院治疗，给予脱水、降颅压、应用血管活性药物、呼吸支持等。

6. 如何进行手足口病患儿的口腔及饮食护理？

（1）保持口腔清洁，进食清淡、易消化的流质、半流质饮食。

（2）禁食冰冷、辛辣、咸等刺激性食物，鼓励患儿多饮水。

（3）保持口腔清洁，进食前后用生理盐水漱口。

（4）口腔溃疡患儿可以局部涂抹维生素 B_2 或碘甘油，起到消炎、止痛的功效。

7. 手足口病患儿的皮肤护理需注意什么？

(1)衣被要清洁，衣着要舒适、柔软，经常更换，患儿用过的物品要彻底消毒。

(2)修剪指甲以免抓破皮疹，皮疹已破溃者可局部使用抗生素软膏。

(3)手足部位的疱疹未破溃处可以涂抹5%碳酸氢钠溶液或炉甘石洗剂；臀部皮疹要保持局部清洁干燥，避免粪便刺激。

8. 护理手足口病患儿应主要观察哪些病情变化？

手足口病和普通感冒不同，有的患儿病情进展迅速，容易出现脑炎、脑膜炎等并发症，甚至危及生命，因此，家长要学会观察病情变化。

(1)发热患儿注意观察体温变化，必要时进行物理降温或药物降温。

(2)观察患儿有无恶心、呕吐症状，一旦呕吐，立即将患儿头偏向一侧，避免误吸，保持呼吸道通畅，记录呕吐的时间及呕吐物颜色、性状、量。

(3)观察用药的作用及不良反应。

(4)密切观察孩子的病情变化，一旦出现持续高热、呼吸困难、频繁呕吐、嗜睡、烦躁、惊厥等，应立即到医院就诊。

9. 如何防止手足口病的传播？

消化道隔离

(1)手足口病流行期间不宜带儿童到人群聚集、空气流通差的公共场所，注意保持家庭环境卫生，居室要经常通风，勤晒衣被。

(2)如果家里有孩子得了手足口病，轻症患儿不必住院，宜居家治疗、休息，以减少交叉感染。

(3)饭前、便后、外出后要用肥皂或洗手液等给儿童洗手，教育指导儿童养成正确洗手的习惯；不要让儿童喝生水、吃生冷食物。

(4)及时对患儿的衣物进行晾晒或消毒，对患儿粪便及时进行消毒处理。可采用以下方法消毒：玩具、餐具、毛巾等物品用50 ℃以上的热水浸泡30分钟或者煮沸3分钟。

(5)建议家长回到家里后,流动水洗手后,换上干净的家居服,然后再和患儿接触。

(孙巧枝　鲁美苏)

三、紧急救护篇

1. 如何抢救溺水儿童?

溺水儿童从水里救出后,应首先判断是否还有意识,可以轻拍肩部并呼喊孩子,看是否有反应。如果有反应,说明溺水者还有意识,应尽快将其送到医院,因溺水可以导致很多生理障碍,需要尽早得到医疗救助;如无反应,说明已经丧失意识,应尽快就地实施心肺复苏,如果吹气时感到阻力很大,难以将空气吹入孩子体内,要及时清除其口中的泥沙、杂草等再进行吹气,注意心肺复苏要持续进行,不能停顿。一般来说,溺水 3 ~4 分钟后被捞出者常常需要人工呼吸;溺水 5 分钟后才被捞出者多已经发生心搏骤停,需要立即实施心肺复苏。另外,溺水儿童多有后续继发情况,故应尽快送去医院实施进一步检查治疗。对经现场急救已经恢复意识的溺水儿童,除非经医生允许,否则不能擅自回家。

2. 儿童烧伤、烫伤了怎样处理?

儿童烧伤、烫伤后立即带孩子脱离致伤环境及致伤因素(如剪开脱去烧毁或浸湿的衣物;身上有明火时,脱去着火衣物或就地滚动灭火),用自来水反复冲洗、浸泡或冰敷创面 15 ~30 分钟;如果是生石灰烧伤,应先去除皮肤表面的生石灰后再行冲洗。用纱布等无菌或洁净敷料包裹创面,尽快送医院就诊。

注意:尽量避免移去表皮;手足烧伤包裹时应将指/趾分开,以防粘连;创面清洁后送医院前不要涂抹药物等;强酸、强碱烧伤严禁催吐及洗胃,可立即给予口服牛奶、鸡蛋清、豆浆以保护胃黏膜。

3. 如何对中毒儿童进行紧急处理?

吸入中毒者立即脱离中毒环境,呼吸新鲜空气;接触中毒者立即脱去被污染的衣物,用肥皂和清水反复清洗被污染的皮肤,注意毛发和指甲部位;经口食入中毒者,如意识清楚能配合,用筷子、匙柄、手指等刺激咽部和咽后壁进行催吐并及时送往医院。心跳、呼吸骤停者立即给予心肺复苏。频繁呕吐且意识不清者,转运过程中可使头偏向一侧,防止呕吐物误吸。

4. 如何对跌倒、坠落儿童进行护理?

发现孩子跌倒、跌落,不要急于抱起孩子,应先观察其头颈部有无磕碰、手脚有无扭伤等,无上述问题再将孩子抱起。如局部出现肿胀、扭伤,可在24小时内用干毛巾包裹冰块进行局部冷敷;同时密切观察孩子有无呕吐、精神不振、反应迟钝、抽搐等情况,发现异常及时带孩子到医院就诊。

5. 如何对外伤儿童进行紧急救护?

应迅速撤离致伤区。简单性创伤,如擦伤、切割伤等较浅清洁伤口,应清除异物后用碘伏消毒并包扎;复杂性创伤,如组织、脏器损伤,应压迫止血,立即就医;骨折患者,闭合性骨折应先固定骨折处(选用长短适合的竹竿、木棍等作为夹板,固定范围应超过骨折部位上、下各一个关节),开放性骨折应立即用无菌或清洁敷料将创口加压包扎止血,再用夹板固定。

注意:发现耳鼻出血或有脑脊液流出时,禁止用水冲洗或填塞耳鼻;扎刺伤切忌现场拔致伤物,以免引起大出血;离断指(肢)、耳郭等宜用干净敷料包裹,有条件者可外置冰袋降温,尽快移植。

6. 如何抢救触电儿童?

发现儿童触电,应迅速关闭电源,或者用干的木质、竹质、塑料物品挑开电线。对呼吸微弱、不规则或停止者,立即进行人工呼吸;心跳停止者,立即给予心肺复苏。

注意:在触电者没有与电断开前,切不可直接用手接触触电者。

7. 如何对宠物(猫、狗)咬(抓)伤儿童进行紧急处理?

出现宠物咬(抓)伤后,应立即用肥皂水或清水清洗,彻底清洗咬伤部位,再用医用碘酒、酒精消毒,然后立即到当地疾病控制中心就诊,注射狂犬疫苗或高效免疫血清。

注意:一般不包扎、涂抹药物,以利于伤口排毒。

8. 孩子发生误吸怎么办?

气道梗阻的解除

(1)液体误吸　可将孩子头朝下,腹部置于家长膝部,进行叩背。

(2)固体误吸　3 岁以下婴幼儿可将孩子抱起来,一只手捏住孩子颧骨两侧,手臂贴着孩子的前胸,另一只手托住孩子后颈部,让其脸朝下,趴在救护人膝盖上,在孩子背上拍 1 ~5 次,并观察孩子是否将异物吐出;如果异物还没出来,可以把孩子翻过来,面对救护者,将手指并拢在孩子胸部下半段按压 1 ~5 次,随时观察孩子嘴里有没有东西吐出来;如果有东西,救护者应小心用手指将异物勾取出来,避免捅向深处。年长儿可使用海姆立克手法进行急救。

9. 儿童误服药物怎么办?

首先,家长切勿惊慌失措,一味自责或责备孩子,否则孩子受到惊吓,讲不出真实情况,反而会拖延时间,延误诊断。要耐心弄清孩子究竟吃了什么药物,服了多少剂量和准确的服药时间,以便采取积极的抢救措施。另外,一旦发现孩子误服药物,家长立刻用手指刺激孩子咽部,使药物迅速吐出,减少药物过多的吸收,然后立刻送医院进一步处理。

如能明确误服的药物,家长可做初步处理:如误服碘酒,可以给孩子喝米汤、面糊等淀粉类液体,阻止碘的吸收;误服癣药水、驱蚊药水、止痒药水等,可使孩子尽可能多喝浓茶水,茶叶中的鞣酸具有沉淀及解毒作用;误服解痉药、安眠药、降压药或解热镇痛药等,可引起孩子心搏、意识改变,严重的还会出现呼吸抑制及休克而造成生命危险,应抓紧时间将孩子送医院治疗。

家长平时应细心地收藏好各类药品,并且告诉孩子不可擅自服药及误服药的危险性。

10. 如何为儿童实施心肺复苏？

心肺复苏是儿童心搏、呼吸骤停的主要抢救手段，心搏、呼吸骤停如得不到现场及时的心肺复苏，4～6 分钟后会造成儿童大脑及其他重要器官组织的不可逆损害。现场心肺复苏包括畅通呼吸道、口对口人工呼吸和胸外心脏按压三部分，婴儿、儿童心肺复苏方法、位置、频率等方面与成人有所不同。

儿童心肺复苏术

为儿童进行心肺复苏时应注意：心肺复苏应选择在安全、坚硬、平坦的表面进行；检查脉搏时间至少 5 秒，不得超过 10 秒；从胸外心脏按压开始；开放气道时可采用抬头举颏法或提下颌法（表 3-1）。

表 3-1　儿童单人现场心肺复苏要点

项目	婴儿（1 岁以内）	儿童（1～8 岁）	儿童（8 岁以上）及成人
判断意识	轻弹婴儿的足跟看是否哭泣	轻拍儿童的肩膀并呼喊看有无反应	
检查脉搏	肱动脉	颈动脉或股动脉	
按压部位	两手指置于胸部中央，两乳头连线正下方	一手掌根放在胸骨下半段（避开剑突）	一手掌根放在胸部中央胸骨下半段，另一只手掌根置于第一只手上，十指交叉
按压深度	4 cm	5 cm	
按压频率	至少 100 次/分		
吹气频率	12～20 次/分	12～20 次/分	10～12 次/分
吹气量	明显的胸廓隆起		
吹气方法	口对口、鼻		口对口或口对鼻
按压与吹气次数比例	30 : 2		

（郭　礼）

参考文献

[1]江载芳,申昆玲,沈颖. 诸福棠实用儿科学[M]. 8版. 北京:人民卫生出版社,2015.

[2]崔焱,仰曙芬. 儿科护理学[M]. 6版. 北京:人民卫生出版社,2017.

[3]王卫平. 儿科学[M]. 8版. 北京:人民卫生出版社,2013.

[4]张玉侠. 儿科护理规范与实践指南[M]. 上海:复旦大学出版社,2011.

[5]李小寒,尚少梅. 基础护理学[M]. 6版. 北京:人民卫生出版社,2017.

[6]张琳琪,王天有. 实用儿科护理学[M]. 北京:人民卫生出版社,2018.

[7]崔焱. 儿科护理学[M]. 5版. 北京:人民卫生出版社,2012.

[8]桂永浩,薛辛东. 儿科学[M]. 3版. 北京:人民卫生出版社,2015.

[9]巫向前,唐红梅,穆红珍,等. 儿科护理[M]. 北京:人民卫生出版社,2012.

[10]周怡,赖莉芬,李硕. 肺呼吸功能检查实例解析[M]. 北京:人民卫生出版社,2015.